薬を使わない精神科医の

「うつ」が消えるノート

精神科医
宮島賢也

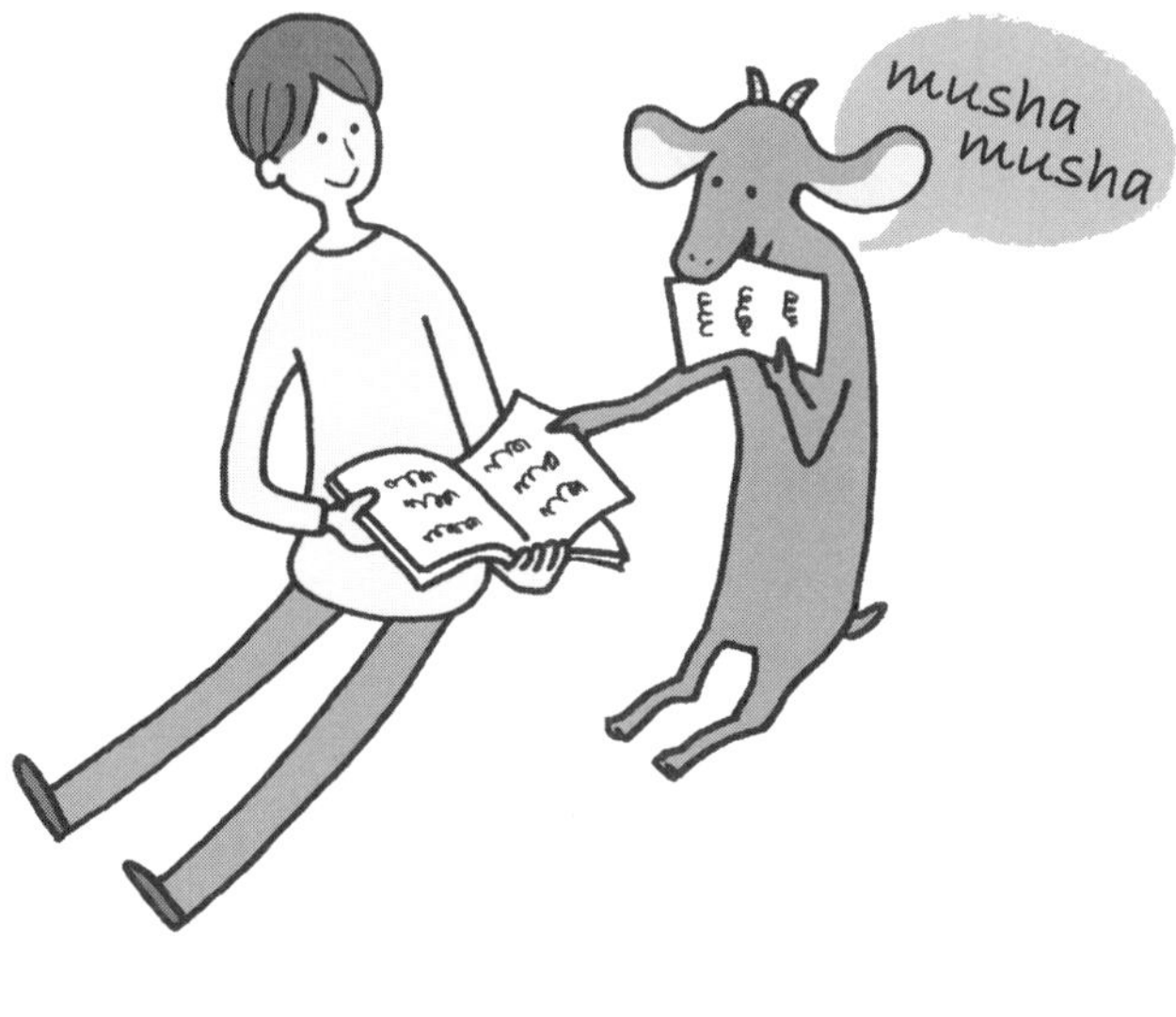

青春出版社

はじめに

私は「薬に頼らない精神科医」として活動しています。

うつをはじめとする心の病には薬を処方するのが一般的ですから、異色の精神科医ということになるかもしれません。

なぜ、「薬に頼らない」と考えるようになったのか？

それは、かつて私自身がうつを患い、7年間薬を飲み続けた経験からです。

私の場合、薬でうつがよくなることはありませんでした。

うつの治療に薬がまったく役に立たないということではないのですが、投薬治療はあくまでも対症療法に過ぎません。うつの原因を根本から解決してくれるわけではないので、薬をやめれば、また症状があらわれてしまいます。

そこで私は、食事や生活習慣、心の持ち方といった「薬以外」の方法を試していきました。

そうしてようやく、うつから抜け出すことができたのです。

この自分の経験をもとに、私は薬に頼らず多くの患者さんの治療にあたってきました。

その後もさまざまな方法を模索していくなかで、より早くうつを改善できる方法と出会いました。それがこの本で紹介する、「書くワーク」を中心とした精神療法「ＹＳメソッド」です。

ＹＳメソッドは薬に頼らずに短期間でうつを改善してきた多くの実績があります。

その最大の特徴は、うつの「根本原因」にアプローチする点にあります。このとき「書く」ということが非常に有効なのです。

ただし、やみくもに書けばいいわけではありません。本書では、３つのワークをご紹介し、手順通りに書くだけでできる、誰でも簡単に取り組める方法を解説しています。

これらのワークは、私が院長を務める「ＹＳこころのクリニック」の患者さんにも、ホームワークとして取り組んでいただき、高い効果を上げているものです。

ぜひみなさんも、この本に収録されているワークシートをコピーするか、または傍らに１冊ノートを用意して、実際に書いてみてください。

「言葉」を変えれば、「心」が変わります。「心」が変われば、毎日が変わっていきます。

この本が、うつから抜け出すきっかけとなることを願っています。

『薬を使わない精神科医の「うつ」が消えるノート』 目次

2章 書いて「うつ」を消す方法
心がどんどんラクになる3つのワーク

目次

3章 「うつ」が消えるノート
うつから抜け出した7人の「完璧愛ポスト」

4章 すべての悩みが一瞬で消える「考え方」

「完璧な自分」に気づくだけでいい

カバーイラスト　村山宇希
本文イラスト　macco
本文デザイン　ベラビスタスタジオ
編集協力　樋口由夏

1章

薬では「うつ」は治せない

根本原因は「過去の記憶」にある

「心の病」が薬で治せない理由

この本を手に取ってくださっているのは、おそらくご自身がうつなどで悩んでいる、またはご家族や親しい人にうつの症状が見られ、どうしたらいいのかわからないという人ではないでしょうか。

うつは「心の病」です。

心の病＝「病気」なのだから、精神科や心療内科などの病院を受診する、そこで必要な薬を処方してもらって症状を改善させていく――そう考えるのが普通なのかもしれません。しかし、それでは本当の意味で心の病は治せません。

多くの精神科では、患者さんの症状や訴えを聞いたうえで、アメリカの精神医学会が定めた診断基準に従って病気を診断しています。いずれにしても、精神科を受診すれば、うつ病、適応障害、不安障害など、何らかの病名がつき、薬が処方されます。

それでもよくならなければ、患者さんのさらなる症状の訴えに伴って、薬が追加されます。

つまり、精神科を訪れ、違う症状を1つ相談すれば、それだけ処方される薬が増えてしまうことになるのです。

心の病といわれているものには300種類以上あります。病名がつけば、それに合った薬が処方されるだけなのです。

医師はもともと、症状を抑えたり治したりする「対症療法」の専門家です。私自身も精神科医として駆け出しの頃は、「病気は薬で治すもの」と信じて疑いませんでした。病気の原因を考え、根本から治すという発想自体がなかったのです。

もちろん、薬で症状を抑えることはできます。例えば「眠れない」と訴える患者さんに睡眠薬を処方すれば、眠れるようになるでしょう。でもそれは治療ではなく、あくまでも「手助け」です。

一時的に症状がおさまっても、根本治療にはなっていません。それどころか、薬で症状を抑えることによって、本当の問題にはフタをしたまま、一生病気とつきあっていかなければならなくなることさえあるのです。

そろそろ、その魔のループから脱したいと思いませんか？

うつになったからこそ、わかること

「はじめに」でも述べましたが、実は私自身、7年間うつを患っていました。

うつが発症したのは、医学部を卒業し、循環器内科で研修中のことでした。その頃の私は、寝る時間もないほどの激務に追われていました。さらには、人の命に関わる重責による緊張にさらされて、「医師として本当にやっていけるのだろうか」という不安に毎日さいなまれていました。

次第に夜眠れず、食欲は落ち、歯を食いしばって病院に出勤していましたが、どんどん苦しくなっていきました。勤務していた病院の精神科でうつ病と診断されてからは、抗うつ薬も服用していました。主治医であり大先輩の医師から、「一生、薬を飲み続ければいいよ」といわれたことは、今でも忘れられません。

紆余曲折を経て、私自身が精神科医として研修、勤務するようになりましたが、何年経っても症状は治りません。結局、薬を7年間も飲み続けました。

精神科に来る患者さんを診《み》ても、私と同じようにほとんどの人が治らず、治ったように見えても、高い割合で再発していました。そして多くの人が、薬で症状が寛解《かんかい》（完治まではいかないが、症状がおさまって穏やかな状態）しても、薬を飲み続けている事実がありました。

「これが本当の治療なのだろうか」

そんな状況に疑問を持ちはじめた私は、本を読みあさり、医師以外の方から多くを学び、うつから脱却するためにいろいろなことを試しました。そしてようやく、うつを克服できたのです。

それからの私は、「薬を使わない精神科医」として、多くの患者さんを診てきました。そして、「YSメソッド」と出会い、驚くほど回復されていく患者さんをたくさん知りました。YSメソッドについて詳しくは2章以降で触れますが、まずは心の病気の根本原因からお話ししていきましょう。

心は記憶でできている

「心の病」といいますが、そもそも心とは何からできているのでしょうか。

心は記憶でできています。どういうことか説明しましょう。

私たちは生まれてからずっと、親や兄弟姉妹、友だち、職場の同僚など、数え切れないほどの多くの人と関わって生きてきました。

無数の人との関わりのなかで、私たちは楽しかったことや嬉しかったことだけでなく、悲しかったことや苦しかったこともたくさん経験しています。もしかしたらそのなかには、人には決していえない記憶や、消してしまいたい記憶もあるかもしれません。

波瀾万丈《はらんばんじょう》な人生を送ったわけではないという人でさえ、忘れているだけで心の傷をたくさん負っていたり、心を揺さぶられるような経験（いいことも悪いことも含めて）をしたりしているはずです。

もっといえば、記憶のなかには、あなた自身も認識していないような先祖代々の記憶、遺伝子、ＤＮＡの記憶もあります。

遺伝子の記憶といわれてもピンとこない方は、こう言い換えたらおわかりいただけるでしょうか。

生まれたばかりの赤ちゃんでも、すでにお父さんやお母さん、あるいはおじいちゃん、おばあちゃんに顔が似ていることがあります。さらにもう少し成長してからは、性格が似ていたり、体質が似ていたりしてきますね。これらはみんな、先祖から引き継がれた遺伝子の記憶であるといえます。これらのことがすべて記憶として、あなたのなかに保存され、蓄積されているのです。

無数の人との関わりによって蓄積されてきた記憶のなかで、プラスになるものはいいのですが、マイナスになる記憶はあなたの心を傷つけます。

体についた傷に触れられると痛みを感じますね。それと同じで、心という記憶についた傷も、触れられると痛いものです。だから触れられないように傷口を守ろうと、防衛本能が働きます。

この防衛本能が、相手（他人）を責めるほうに行くと、攻撃的になり、人間関係に摩擦が生じ、自分を責めるほうに行くと、うつになりやすいのです。うつになる人は、そうなりやすい考え方をしているということです。

自分を責める人は、何か問題が起こると、寝ても覚めても「自分はダメだ」「あのときこうしなければよかった（こうすればよかった）」と悩みます。心のなかで何度も繰り返し思い、自分を責めているうちに、だんだん落ち込みがひどくなっていきます。

人間には、究極の本心があります。

それが「人から認められたい」「自分のことをわかってほしい」「愛してほしい」という本心です。どんな人にも必ずこの本心があるはずです。

しかし、うつの人は自分で自分のことが認められなくなるため、どんどん落ち込んでいくのです。物事の悪い面ばかりを見るようになり、自分で自分の不安を増幅させ、ネガティブな思考や言葉によって、自分で自分を追い詰める悪循環に陥っていくのです。振り返ってみると、私自身がその典型でした。

記憶でできた心の傷を薬で治すのが不可能であるのは明らかです。ですから、うつは薬では根本的な解決ができないのです。

うつには「根本原因」と「環境原因」がある

うつ病は再発率がとても高い病気です。

例えばうつで休職した人がよくなり、復職すると再発してしまったというケースは非常に多いものです。その理由は、うつ病になる原因を考えるとよくわかります。

物事には、必ず「根本原因」と「環境原因」があります。うつ病も例外ではありません。

根本原因とは、文字通り心の根っこにあるもので、自分の親や家庭、もっとさかのぼると遺伝子の記憶にまで及びます。俗にいう「トラウマ（精神的外傷）」も根本原因に含まれます。

環境原因とは、今、もしくは当時の状況や置かれている環境、そしてそのとき同じ時間帯を共にした人間関係のことです。例えば職場、学校、家庭内、近所づきあいなどがそうでしょう。

根本原因と環境原因はセットで考えないと、本当の意味での解決には至りません。

うつで休職した際、その原因が職場環境であれば、ひとまず環境原因は取り除かれます。ですから一時的に調子がよくなる人も多いでしょう。でも、復職すると多くの人が再発してしまうのは、同じ環境に戻るためだけではありません。根本原因が解消していないからなのです。

よく真面目《まじめ》で几帳面《きちょうめん》な人や完璧主義な人、精神的に弱い人がうつになりやすいといわれています。でも、このような人がすべてうつを発症するわけではありません。実はうつの根本原因は、過去の記憶にあるのです。

人間はマイナスの出来事が起きたとき、誰でも落ち込んだり、悩んだりするものです。しかし、一度は落ち込んでも、すぐに気持ちを切り替えて前向きに考えられる人と、物事を悪いほうにばかり考えて、自分を責め、つらく苦しい気持ちからいつまでも抜け出せない人がいます。

後者のようなものの見方や考え方は、環境原因が取り除かれただけでは直りません。根本原因である過去の記憶を変えない限り、何度も再発してしまうことになるのです。

ほとんどのうつには親子関係が関わっている

実は、根本原因である過去の記憶の重要な部分を占めているのが、親との関わりです。

親子関係というものは非常に根深くて、DNAから考えれば先祖から連綿と続く根本原因でありながら、一緒に生活をしていることから、同時に環境原因でもあります。つまり、それだけ影響力が強いといえます。

たとえ自分が独立して家を出て親から離れ、社会に出て働いていたとしても、そこにはいろいろな職場や友人関係などの環境原因が待ち受けています。自分にとって望ましくない環境に囲まれたとき、その環境によって、根本原因、つまり親との関係が顔を見せてしまうことがあります。

例えば異性とうまくいかないといった問題を抱え、うつになった人がいるとします。よくよく話を聞くと、女性なら父親との関係、男性なら母親との関係が影響していることが多いのです。親からＤＶ（家庭内暴力）を受けていたなど、深刻な問題を抱えている人もいますが、逆に親が立派すぎて、親より勝る人がいないという思いから、異性とうまくいかないケースもあります。

「親との関係がうつの直接的な原因になっている」と、本人が認識している、いないにかかわらず、私はほとんどのうつには、親との関係があると思っています。

クリニックを訪れる患者さんにうつの症状があらわれたきっかけを聞くと、多くの人は、今の職場であったり、夫婦関係であったり、現在の環境原因について話をします。でも、もっと掘り下げて聞いていくうちに、根本原因が見えてきます。そして多くの人が、親子関係に深い原因があることがわかってくるのです。

実際、親子関係を見つめ直すうちに、うつがよくなった人もたくさんいらっしゃいます。

実は私自身も親子関係で悩んでいた１人です。

最初に述べたように、うつになったきっかけは医師になってからの激務や不安からでした。でも、その根本原因は親との関係だったと、あとから知ることになります。

物心ついたときから、私の父と母はいわゆる仮面夫婦の状態でした。そして父と向き合おうとしない母の関心は私に向けられ、ひたすら勉強を強いられました。母が人を評価する基準は「学歴」や「社会的ステイタス」。テストでいい成績を取れば母が喜ぶため、これでいいのかという思いを持ちつつも、ひたすら勉強に励み、開成中学に合格。その後、医学部に入学し、医師になりました。もちろん、医師になったのは自分が望んでのことでしたが、結果として、母が望んだ通りになったといえます。

いい成績と学歴、地位の高い職業に価値を見出していた母の「条件付きの愛」で育てられた私は、医師になったあとも、自分に自信が持てない、自己肯定感の低い人間となってしまいました。このことが、後のうつの根本原因になっていたのです。

このように書くと、親が諸悪の根源のように思われてしまいがちですが、そうではありません。

最近では「毒親」「母が重い」などという言葉をよく見かけます。親にすべての悪の原因があるかのような言葉なので、私自身はこの言葉が蔓延《まんえん》するのに少し疑問を抱いています。親の育て方が悪いと子どもに影響し、やがてうつになる、と誤解しないでいただければと思います。

原因＝悪、ではありません。親が原因でいい人生を送ることができた、この親のもとに育ったから、私は今こんなに幸せなのだ、というケースも多々あります。実際、ＹＳメソッドではそのような思いにたどりついて、うつが寛解された方もたくさんいらっしゃいます。

私は今、この本が、そのまま1人ひとりに寄り添える心の病院のような役割を果たしてほしいと願って書いています。読みながら根本原因に気づき、2章で出てくるワークをおこなっていただき、ぜひ、うつで悩んでいるご本人だけでなく、親御さんなどご家族も一緒に読みながら、深い部分の気づきにつながればいいと願っています。

どんな親でも、あなたの親である事実を変えることはできません。

今自分がここにあるのは、まぎれもなく親のおかげです。親が原点、心の根っこなのです。そこを否定してしまってはうつの改善はない、と改めてお伝えしておきます。

「今の自分」が変われば、過去も変わる

うつの根本原因は過去の記憶にあるといいました。そしてその大部分に、親子の関係があります。それは、私のように親との関係に問題があったと自覚している人だけでなく、自覚がない人も同じです。

うつを根本から解決するには、この根本原因である「過去の記憶」を変えるしかありません。このように書くと、よくいわれることがあります。

「何をしても過去に起こったことは変えられないのでは?」

「催眠術でも施して、都合がいいように思い込ませるということですか?」

などといったことです。でも、そうではありません。ここで強くいいます。

過去は変えられます。潜在意識の書き換えでもマジックでもありません。これが事実です。

実はこんなことをいっている私自身も、以前は著書などで、「過去と他人は変えられない」といってきました。でも、YSメソッドに出会い、過去を変えていきいきと生まれ変わっていく患者さんをたくさん見て、それまでの考えを根本から改めさせられました。「これが、あ

のうつで悩んでいた人なのか」と見間違えるほど、表情から声の張り、立ち居ふるまいまで変わり、同一人物とは思えない変化を遂げた人もいます。

確かに時間を巻き戻して、過去に起こった事実そのものを変えることはできません。でも、今の自分が変わることで、過去に対する「とらえ方」が変わります。それによって、過去に経験したことの意味が一気に変わります。これはまるで、オセロの黒を全部裏返して白にしてしまうほどの変化です。

過去に起こった事実は動かせなくても、つらい記憶が感謝の気持ちへと一変すれば、それは本当の意味で過去が変わったといえるのではないでしょうか。

過去の記憶が変わり、うつ病を克服した人は、一様に「うつになってよかった」といいます。私自身も、今では「うつになってよかった」といえる1人です。

今、とても苦しい状態にある人は、とてもそんなふうには思えないことは、うつ経験者としてよくわかります。でも、過去が変われば現在が変わり、現在が変われば未来も変わります。

人の心は「過去の記憶」でできているといいました。そうであれば、「過去の記憶」を変えることで、現在のつらい状況も変わるのです。現在のつらい状況が変われば、今目の前で起きていることも変わり、確実に未来も変わっていきます。

ちなみに本書では「うつ」の話をメインにしていますが、過去の記憶に原因があるのは、ほかの心の病でも同じです。

私は、パニック障害も統合失調症も、そして発達障害までもそうだととらえています。先ほど心の病だけでも３００種類以上あると述べました。病名をつけたことで、医師も対処しやすくなり、患者さんやご家族も「病気」とわかってホッとするといった側面があるのですが、実際、うつ病の治療で寛解していく過程で、病名が変わっていくことは多々あります。

例えば、うつと診断されていたのが統合失調症になり、妄想や幻覚の症状が出なくなって発達障害という病名に変わることはよくあります。しかしそれは、親子の問題がさまざまな形で心の病として診断されているに過ぎないと、私は考えています。

「書くこと」で記憶は書き換えられる

では、どうすれば過去を変えられるのでしょうか。

その方法は難しいことではありません。この本を読み進めながら、２章でご紹介する書くワークをおこなってみてください。

「書くだけで、そんなに簡単に過去が変わるわけがない」

そんな声が聞こえてきそうですね。

私自身、うつから脱却しようと、さまざまな方法を模索してきました。成功哲学の本を読みあさり、食事療法をし、合宿やセミナーに参加し……。もちろんうつの改善に効果があったものもあります。しかし、うつの人の場合、実際にこのような行動を起こすことすら、しんどい人も多いのではないでしょうか。


うつになると、「考え方を変えなさい」とよくいわれます。

確かにうつになる人は、うつになりやすい「考え方」をしています。だからといって、今すぐ「前向き」「ポジティブ」に考え方を変えることができるでしょうか。自分を責めないようにしようと思っても、どうしていいかわからないから困っているのです。

考え方を変えよう、変えようとしても、簡単に変わるものではありません。それは、繰り返しお話ししているように、根本原因である過去の記憶がそのままだからです。

この本で紹介するワークは、過去の記憶を変え、うつの原因を消し去る方法です。

それが「書くこと」なのです。

「書くこと」は、うつの人にとっては、比較的ハードルが低いと思います。ノートとペンがあればすぐに実践できます。家にいながらにしてできるのもメリットです。

考え方を変えることが簡単にできないにしても、書くことはできます。

なぜかというと、心からそう思えないことでも文字にすることはできるからです。今すぐ前向きに考えを変えなくても、前向きに書くことはできますね。

最初は書いた通りに前向きには思えないかもしれません。でも書いているうちに、「こんなことを思っていたんだ」と、自分でも意外な発見が出てくるでしょう。誤解しないでいただきたいのですが、これは自己暗示にかけるとか、思ってもいないことを無理やり自分に思い込ませるということではありません。

書くと、まずその文字が自分の目に飛び込んできます。書きながら目に入ってくるので、その時点ですでに効果が出てきます。人間の潜在意識のなかには、そのことがそのまま理解できなくても、言葉の力で変化するパワーが潜んでいます。

例えば同じことを声に出したとします。声にした瞬間、音は消えてしまいます。録音して何度も聞かない限り、再び入ってくることはありません。しかし、文字として書いたものは、手で書き、目で見ることになるので、書きながら自分で過去の記憶を変換していくことができます。これが「うつが消えるノート」のしくみなのです。

ワークについて詳しくは2章に譲りますが、本書を読みながらワークを実践していくうちに、心が少しずつ変わってくるはずです。自分を責めることがなくなり、嫌だと思っていたことも、「これでよかった」と思えるようになっていくでしょう。

「心・言葉・行動」の関係

言葉には心を変え、行動を変える力があります。

書くワークは、心から出てくる言葉によって、行動を変えるものです。

書くことで、心、つまり過去の記憶が書き換えられることをわかりやすく図解で説明しましょう。

まず、心と言葉と行動の関係について考えてみます。

人間の心は記憶でできていますから、計り知れないほどの膨大な量、膨大な大きさであり広さです。しかも、自分自身ですら忘れている記憶や自覚していない記憶もあります。

その大きな心のなかから出てくる言葉は、心の大きさに比べればほんのわずかです。そしてそのわずかな言葉に基づいて行動を起こそうとすると、その言葉の量に比べて、行動はさらに小さくなります。これは、行動を起こすことがいかに大変かということをあらわしています。「言うは易《やす》くおこなうは難《かた》し」といいますが、その通りですね。

心と言葉と行動、この3つの効果はその大きさと反比例しています。

言葉に出しただけでも、その瞬間にグッと効果は出ますが、小さくても行動を起こした瞬間、それはさらに大きな変化になっています。

書くのは「言葉」ですし、発するのも「言葉」。もっといえば、心の想いも「言葉」です。まずは言葉によって意識が変わってきますが、それが行動に落とし込まれたとき、もっと変わってくるということです。

つまり、小さくても「行動」を起こせば劇的に状況が好転するということです。「言葉」にしても、状況はよくはなりますが、行動を起こしたときほど劇的ではありません。

そして行動を起こすことで言葉が変わり、やがて心も変化します。

これが、書くことによって心＝過去の記憶が書き換えられるということなのです。

「心・言葉・行動」の関係

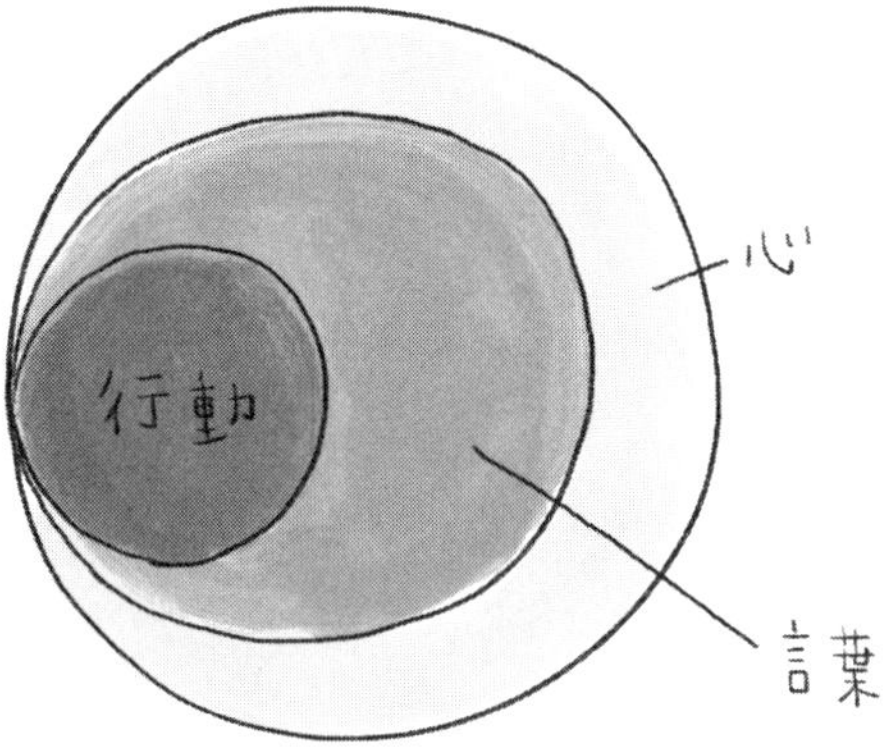

大きさ（広さ）は、心→言葉→行動の順で小さくなっていく。

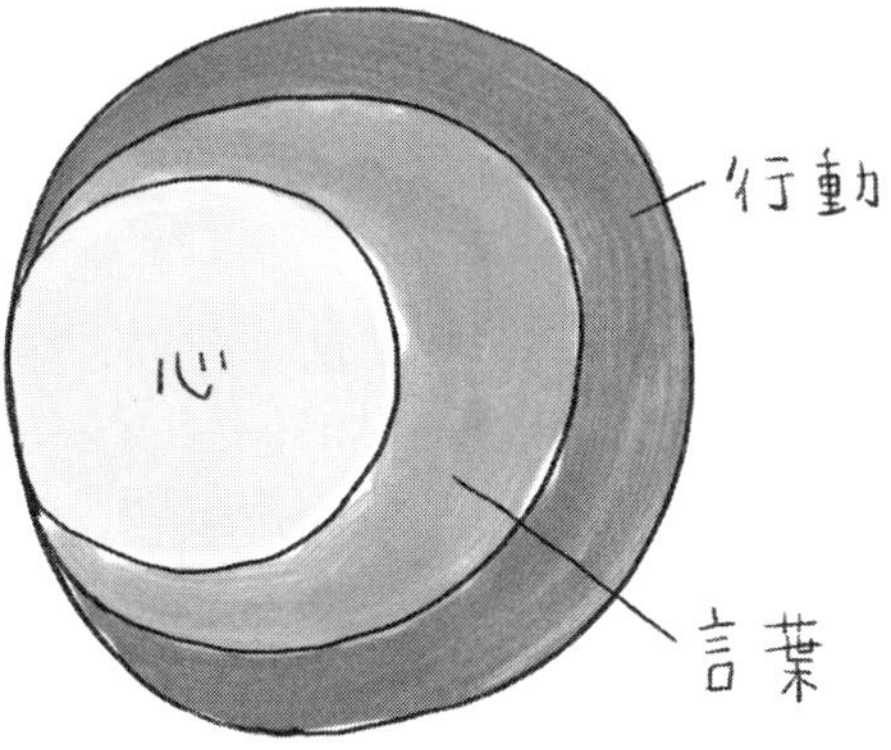

効果（威力）は、心→言葉→行動の順で大きくなっていく。

ですから、ダイナミックに流れを変えたい、変わりたいと望んでいる人ほど、行動に出ることが大切なのです。

小さな行動でも大きな変化がある理由

うつの方の場合、行動を起こそうというと、面倒だとか、大変だとか、やりたくないという気持ちが先に立ってしまうかもしれません。

でも、難しく考える必要はありません。行動は些細《ささい》なことでOKです。とくにうつの人の場合は、行動を起こすこと自体、ハードルが高いため、はじめから多くを望むとうまくいきません。

簡単にできる行動としておすすめなのが、「人をほめる」こと。

人からほめられたら誰でも嬉しいものです。自分のことをほめてもらうのは、相手にいわせることですからすぐにはできませんが、「人をほめる」のは今すぐにでもできます。

例えば「今日のシャツ、素敵ですね」「その髪型、似合っていますね」と声かけをしてみましょう。自分から能動的にする行動には、ハズレがありません。その逆に、相手の行動を待っていたり、相手が動くのを期待したりすることには、ハズレがあります。というよりもむしろ、ハズレだらけかもしれません。

それなら、ちょっとしたことでも自分から動いたほうがいいと思いませんか。

行動を変えると視点が変わります。これをわかりやすい例で説明しましょう。

例えば毎日同じ道を通っている人が、違う道を通ったとします。そうすると、まわりの景色が変わります。そこで出会う人も変わります。また、同じ道でも、朝と夜など時間帯を変えれば、まわりの景色や出会う人が変わります。たったこれだけのことでも、いつもと違う気分を味わえるのです。

あるいはいつも同じテレビ番組を見ていたけれど、同じ時間帯の違う番組を見てみる、といったことでもいいでしょう。また、洋服を人に選んでもらうのもおすすめです。洋服を自分で選ぶと、ついいつも同じパターンや好みのものになってしまいがちです。そこで誰か別の人に洋服を選んでもらう。または自分に似合いそうな服を買ってきてもらうのはどうでしょうか。それだけで、昨日とはまったく違う自分に出会うことができます。

なるべく昨日と違うことをやるように心がけてみるというのは、面白く、とても刺激的です。

これが「行動を変えると視点が変わる」ということなのです。

次章で紹介する「書くワーク」は、思ったことを行動に落とし込んでいくことを最重視しています。

いってみれば「形から入る」ということです。行動するのを億劫《おっくう》に感じてしまう人も、ワークで形から入れば、自然にできるようになってきます。眠いときに外を走ったら目が覚めます。行動すればダイナミックに状況が変わるのもそれと同じことなのです。

言葉でこのように説明しても、ピンとこない方も多いかもしれません。そうです、ワークはやってみてはじめて、その効果を体感できるもの。

理屈抜きに、まずは2章からの書くワークをやってみてください。必ずあなたの心にいい変化が訪れるはずです。

2章

書いて「うつ」を消す方法

心がどんどんラクになる3つのワーク

薬に頼らない「ＹＳメソッド」でうつはよくなる

私がＹＳメソッドと出会ったのは、まさに運命としかいいようがありません。

それまで「薬を使わない精神科医」として独自のメンタルセラピーを考案して、多くの患者さんに健康を取り戻すためのサポートをしてきました。ところが、院長を務めていた病院が閉院となり、これからどうしようかと思っていたところ、出会ったのが佐藤《さとう》康行《やすゆき》先生が開発されたＹＳメソッドでした。

ＹＳメソッドとは、薬を使わず短期間で、うつをはじめとしたあらゆる精神症状を寛解させる精神療法のことです。

ＹＳメソッドによるうつの寛解率は、なんと90日以内で90・9％。正直なところそれを聞いたときは、精神科医として、そんなことがあるのかと半信半疑でした。

ところが、ＹＳメソッドの医療研究会という集まりで偶然、以前クリニックで担当していた女性の患者さんと再会して驚きました。重いうつの患者さんだったのですが、ＹＳメソッドでみるみる改善、うつが寛解してしまっていたのです。最初お会いしたときは、あまりにも表情や声の大きさが違ったので、同一人物とは思えないほどでした。

その後、私自身もYSメソッドを経験し、縁あって2016年8月より、「YSこころのクリニック」の院長になりました。

私が院長になってからのわずか1年余りのあいだにも、うつの患者さんが次々と寛解していく奇跡を目の当たりにしてきました。

YSメソッドでうつの患者さんのほとんどが寛解され、再発率が低いことは明らかでした。もちろん、私が院長に就任する以前からしっかりデータも取られています。

具体的には、2014年から2015年の約1年5カ月のあいだ、うつ病の方87名を対象にYSメソッドによる「うつ病臨床90日プログラム」が実施されました。プログラムの内容は、週1回の通院と、月1回以上の2日間集中カリキュラム受診です。

その結果が、先ほど述べた数字「うつの寛解率90日以内で90・9%」です。また、高いといわれる再発率も、たった2・3%という驚くべき低さだったのです。

YSメソッドのすごさは、その寛解までの速さです。寛解までの平均治療日数は9～10日（治療時間にすると42・8時間）という速さでした。

もちろん、うつ病の方のなかには長期にわたって薬を服用されていた人もいます。

ＹＳメソッドでは、ワークとカウンセリングがおもな治療方法であり、基本的に薬を服用されていない人には投薬はしませんが、初診時に薬物療法を受けていた方には、薬を処方しました。


薬は対症療法であり、ＹＳメソッドはうつの根本原因にアプローチするといえます。そのため、ワークやカウンセリングを続けるうちに、薬を減らせたり、手放せた人という人は多いのです。

一般的なカウンセリングとの違い

では、一般のカウンセラーがおこなうカウンセリングとＹＳメソッドでは何が違うのでしょうか。

普通のカウンセリングでは、患者さんの話をよく聞くことを丁寧におこなう場合が多いでしょう。専門用語では「傾聴《けいちょう》」といいますが、これでも十分、患者さんの心がスッキリするのは確かです。

あとで詳しくお話ししますが、このように、患者さんに自分の悩みや心のモヤモヤを出し切ってもらうことを、「心のゴミ出し」と呼んでいます。心のゴミ出しをすることで、気持ちはラクになりますが、YSメソッドではこれで終わりではありません。

一般的なカウンセリングでは、患者さんが話した言葉や現状を認めて、受け入れる、ということをおこなっています。「それでいいんだよ」「ゴミはそのままでもいいんですよ」ということで、患者さんを安心させている。これも1つの方法だと思いますが、それでは「心にゴミがたまったままでもいいんだ」ということになってしまいます。

一方、YSメソッドがおこなうのはそういったことではありません。

そもそもゴミや汚れなどないのだと本人がわかるからです。詳しくは後述しますが、その人が心の奥に持っている黄金の部分、そこを認めるのです。

ゴミを出してもらったあとに、ゴミの処理の仕方までお伝えする、もっといえば、そもそも心のゴミをゴミにすらしない、ゴミさえも黄金に変える方法をお伝えすることまでしているのです。

そう、ゴミなどもともとないのです。なぜならあなたがゴミだと思っているものは、「過去の記憶」に過ぎないのですから。その記憶はワークで変えることができます。

私たちは心の奥に、いってみれば黄金の蔵のようなものを持っています。それは誰一人例外なく持っています。そこまで掘り起こし、それを体験してもらうというイメージです。


YSメソッドの寛解率の速さについては先述した通りですが、重いうつの方でも、少しずつよくなるというよりは、一気によくなる、変わるというケースがほとんどです。スピードを求めているわけではありませんが、なぜこんなに速く寛解するのかというと、過去の記憶が書き換えられてしまうからです。つまり、ゴミが黄金に変わってしまうからなのです。

現代社会では、うつの患者さんは増える一方です。現在病院に通っている人は100万人、そのほか、潜在的なうつの人を入れると、1000万人はいるといわれています。

国もメンタルヘルスには力を入れはじめています。厚生労働省はうつを未然に防ごうと、平成27年12月より、従業員50人以上の事業所でのストレスチェックを義務づけています。

しかし私は、YSメソッドはストレスチェックよりも意味深いものだと自負しています。

確かにストレスが大きいとうつになりやすいですが、ストレスはうつの本当の原因ではなくきっかけであり、環境原因に過ぎません。うつには根本原因があり、それが過去の記憶にあることは、今までお話ししてきた通りです。

近年では、ＹＳメソッドの寛解率などの治療実績に注目した企業から依頼を受け、開発者の佐藤先生が講演をおこなうことも増えてきました。

また、大手航空会社や不動産会社など、さまざまな企業でＹＳメソッドを取り入れた研修がおこなわれ、効果を上げています。

心は3つの層から成り立っている

本書は、プラス思考やポジティブシンキングを身につけましょう、という本ではありません。そもそも、うつの症状がある人に「前向きに考え方を変えましょう」といっても、難しいですし、それができないから苦しんでいるのです。

もちろん、ポジティブ思考でうまく変われる人もいます。でもそのような方は、この本は読んでいないでしょう。

では本当の意味であなたが変わり、過去の記憶まで変えるにはどうしたらいいのでしょうか。

それは人間の心の構造を理解すると納得できます。

人間の心は、３つの層から成り立っています。

●心の構造1　「頭」

心のなかでも一番浅い部分です。「顕在意識」や「観念」、つまり頭で理解できる心です。

顕在意識とは、論理的な思考をつかさどる領域です。

「給料がもっと高かったらなあ」

「今度の休みは何をしようかな」

といったことや、

「夫（妻）はなぜ、いつも自分勝手なことばかりするのだろう」

「上司はどうして、いつも無理難題ばかり押しつけるのだろう」

「うちの子は、どうしたらもっと勉強してくれるのかしら」

といったことまで、常日頃からああでもない、こうでもない、と考えているのは、すべて

心は3つの層でできている

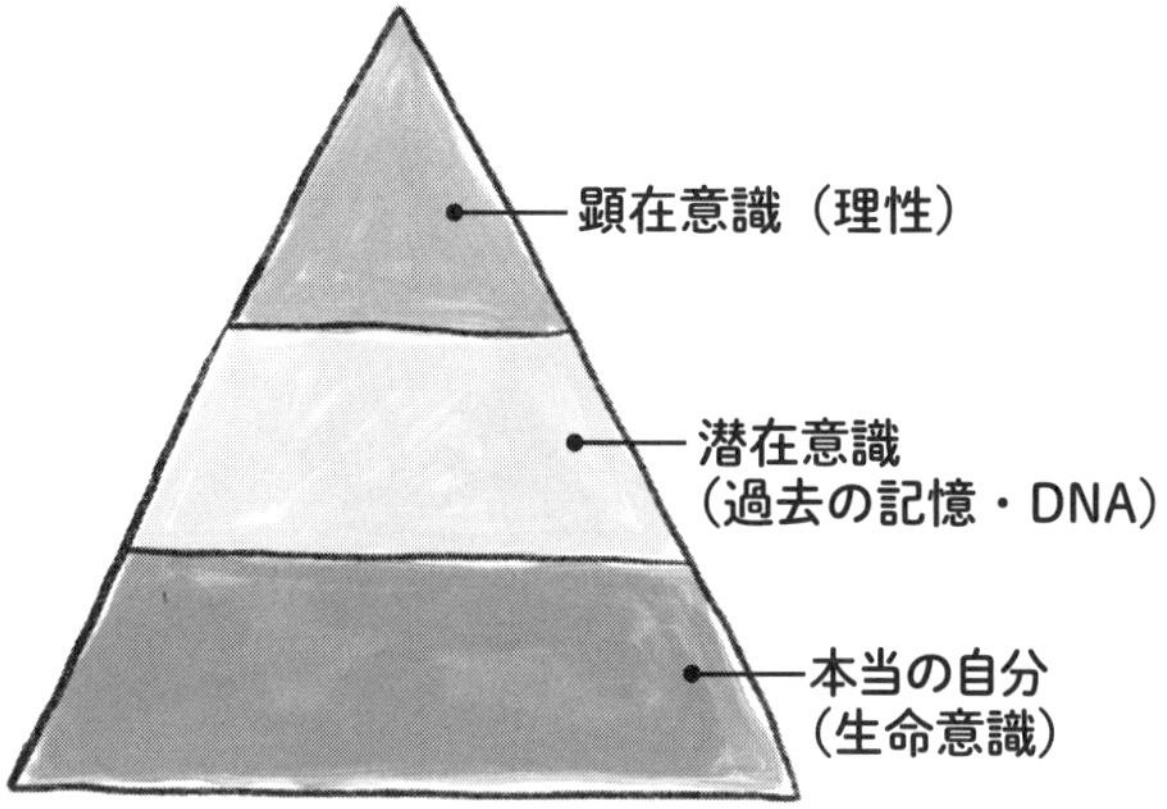

顕在意識です。

私たちがいつも考えていること、すぐに思い出せるような記憶はすべて顕在意識にあります。読書や見聞によって得た知識や情報、価値観などもこの領域に含まれます。

あなたが毎日自分の「心」「精神」だと思っているのはこの部分です。しかし、それはあなたの心のほんの一部に過ぎず、その奥には海よりも深い意識が潜んでいます。

あなたが「プラス思考」「前向き」に考え方を変えようと、頭にその思考を叩き込もうとしても、それは、顕在意識に新しい考え方を刷り込もうとしていることになります。

例えば、あなたが今までの人生で親をう

らんでいたり、親にひどい仕打ちを受けていたとします。そんなとき、「親に感謝する心が大切です」といわれて、心からそう思うことができるでしょうか。

「感謝が大切だとわかっていても、どうしてもそう思えない」

「前向きに考えることが大事なのはわかるけれど、前向きになりきれない」

これが本音ではないでしょうか。

考え方を変えようと努力し、実践することで、一時的には感謝できるようになるかもしれません。でも、ふとしたときに「やっぱり許せない」「プラスに思おうとしても、どうしても思えない」、そんな心が出てきてしまうでしょう。

これは当然のことです。変えようとしているのが、心のもっとも表面の部分だからです。「頭ではわかっているけれど、どうしてもできない」というのがこの状態です。本当はそう思えないのに、無理に変えようとしても問題の解決にはなりません。

前向きに考え方を変えなければと思ってもなぜできないのか。頭ではわかっていてもなぜ難しいのか――その理由は、私たちの心には「このように思うようにしよう」「考え方を変えよう」とする前に、「すでに思っている心」があり、それが定着しているからです。どんなに考え方の上塗りをしても、「すでに思っている心」は変えられないのです。

「すでに思っている心」の力は強く、頭で思っていることなど、簡単に凌駕《りょうが》してしまいます。

では、すでに思っている心とは、どういうものなのでしょうか。

●心の構造2 「業（潜在意識）」

表面から1つ進んで真ん中の層は、「業《ごう》」や「カルマ」といわれ、いわゆる潜在意識の部分です。

これが、「すでに思っている心」であり、潜在意識です。

潜在意識は、あなた自身も忘れているような過去の記憶や感情、そして遺伝子の記憶も含まれているため、その量は膨大なものになります。実は私たちは、これらの膨大な量の記憶を何一つ忘れてはいません。

これらの記憶は、あなたが普段意識していなくても深く刻み込まれていますから、日常生活のなかで、無意識に影響を受け、潜在意識下で「好き」「嫌い」を判断してしまうこともよくあります。

潜在意識のなかには、過去にあなたが失敗した体験やトラウマ、家庭での記憶などもあり、これらが無意識のうちにあなたを縛っていることも少なくありません。

例えば過去に上司から激しいパワハラを受けた記憶が刻まれると、何度転職を繰り返してもその嫌な記憶がよみがえって、同じ失敗を繰り返すことがあります。あるいは、女性が父親に強烈なうらみを持っているような場合、その後の人生においても男性が信じられなくなるということもあります。

先ほど述べたように、頭でわかっている顕在意識よりも、すでに思っている心、潜在意識のほうが強力であり、その速さも一瞬です。「そう思おう」とする前に、瞬間的に潜在意識が自動的に反応してしまうからです。

だからいくら「プラス思考で生きよう」と思っても、マイナスの潜在意識があれば、なかなか変わることができません。数式でマイナスにいくらプラスをかけてもマイナスになるのと同じで、潜在意識がマイナスだらけなのに、いくら上からプラスの意識を植えつけたところで、マイナスが増えるだけです。

この潜在意識である過去の記憶（根本原因）が変わらなければ、うつをはじめとした問題は本当に解決したことにはならないのです。

●心の構造3 「本当の自分」

そして3つ目、一番奥にあるのが「本当の自分」です。これは東洋哲学用語で「真我《しんが》」ともいわれ、YSこころのクリニックでは「生命意識」と表現しています。

「本当の自分なんて、自分自身が一番よく知っているよ」

という声が聞こえてきそうですが、ここでいう「本当の自分」とは、普段の自分自身が思っている自分ではありません。まして、他人があなたを見て「こんな人だ」と判断される自分でもありません。

本当の自分、生命意識は潜在意識のさらに奥にあります。

この本当の自分こそが、問題を本当に解決するためのキーポイントになります。

建前と本音という言葉がありますが、会社では上司にペコペコしているのが建前、仕事帰りの焼き鳥屋で同僚と上司の悪口をいっているのが本音とすれば、愚痴《ぐち》や悪口が本音ということになります。

よく「本音で語り合おう」などといいますが、もしみんなが本音で語りはじめたら、人間関係がおかしくなってしまいますね。愚痴や悪口大会になってしまい、相手を傷つけてしまうだけです。

しかも、それは「真の本音」ではありません。

「真の本音」などという言葉自体、変に思われるかもしれませんね。実は私たちが一般に本音だと思っているその奥に、さらに深い深い本音があるのです。

それが「自分のことをわかってほしい」「認めてほしい」「愛してほしい」という究極の本音です。

先の焼き鳥屋の例でいえば、究極の本音は「上司に自分のことを認めてほしい」ということになります。

また、親をうらんでいる人がいるとすれば、究極の本音は「私のことを愛してほしい」ということなのです。

究極の本音は、心の奥深くにしまわれているため、心にたまった顕在意識に遮《さえぎ》られて、見えなくなっているだけなのです。

どんな人の心のなかにも、心のもっとも奥深いところには素晴らしい「本当の自分」がいます。たとえ一般的には極悪人といわれる人であっても同じです。

今はあなた自身も気づいていないかもしれませんが、必ずいるのです。もう少し詳しくお話ししていきましょう。

「本当の自分」はどこにある？

私もYSメソッドを知るまでは、「本当の自分」には出会えていませんでした。実際に自分でも体感してみて、驚くほど人生が変わったことを実感しています。

また、実際にYSメソッドで次々にうつが寛解し、それどころか人生まで変わっていく患者さんを見ていると、1人として例外なく、本当の自分が心の奥に存在していることがわかります。

それどころか、健康で元気な人よりも、うつなどで苦しんでいる人ほど、変化が大きく、本当の自分と出会いやすいともいえます。

では、本当の自分とは何でしょうか。

前出の佐藤先生の言葉をお借りして、説明したいと思います。

「本当の自分」とは、過去の記憶が闇だとすれば、光のような存在です。光の前では、闇は存在しないのと同じように、本当の自分の前では、過去の記憶の闇さえ消されてしまい、起こったことすべてが肯定され、素晴らしい体験に変わります。そして、愛と感謝と喜びで満ちてきます。

ここでいう「感謝」とは、「感謝の心が大切です」「親に感謝しなさい」といったような、意識的に思い込んでおこなう表面的な感謝ではありません。何もしなくても心の底から泉のように湧き上がってくる感謝です。

どんな人にも、「自分を大切にしたい」「家族や恋人など身近な人を大切にしたい」「生まれてきたことがありがたい」「生きていることがありがたい」という気持ちはどこかにあるはずです。これを愛と感謝の心というなら、誰もがこのような気持ちを持っていて、それが心の深い部分から湧き起こるということが、理解していただけると思います。

これが本当の自分であり、誰もが持っている美しい心なのです。完全で完璧であり、何ひとつ迷いのない、ぶれない心です。

本当の心は今この瞬間も存在していますが、実は生まれてからずっと、今までも存在していましたし、これからも存在し続けます。人によって持っていないとか、途中でなくなるとか、悪いことをしたら失うというものではありません。

本当の自分の前では、つらかった体験も、忘れたい思い出も、

「あの経験があったから今がある」

「あのことがあったからこそ、よかった」

「なんてありがたい存在だったのだろう」

と思えるようになります。

本当の自分は誰にでも存在している、といわれても、今すぐには理解できず、実感することもできないかもしれません。たとえれば、本当の自分は光り輝く満月のように今までずっと存在していたのに、生まれてからずっと空が曇っていて、満月の存在に気がつかなかったようなものです。

ここでいう雲とは、顕在意識や潜在意識（過去の記憶）です。

本当の自分に出会うには、三層構造になっている心を掘り起こしていく必要があります。

まるで石油や温泉を掘り当てるかのように、奥深くにある光り輝く「本当の自分」を目指して掘り進めていくのです。

「完璧」であるという前提からスタート

前項で「本当の自分」を満月にたとえましたが、私が患者さんにお伝えしているのが、「満月理論」です。これはYSメソッドの土台となる理論です。

ぜひ知っておいていただきたい大切な理論なので、説明させてください。

夜空を見上げると、そこに三日月《みかづき》が浮かんでいます。

では、三日月という月は実際に存在するでしょうか。三日月という月はありませんよね。

月は本来、いつでもまんまるの満月です。

しかし地球上からは、太陽の光の反射具合によって常に満月に見えるわけではありません。

三日月は、月自体がだんだん膨らんで半月になり、満月になるわけではありません。月が勝手に形を変えているのではなく、私たち人間の目にそのように映るだけなのです。

つまり、三日月に見えるのは、あくまでも人間の認識の世界のなかだけのことなのです。

満月は完全、完璧です。人間も同じように、三日月に見えても、本来はまんまる、完全、完璧です。

ところが三日月ととらえると、「なんとか欠けている部分を補おう」「ここの部分を足してやろう」としてしまいます。でも、そんなふうに付け足した丸は、きれいな丸にはなりません。

そもそも、補ったり付け足したりする必要はないのです。それは、「何かが足りない」「何かが欠けている」という、人間の勝手な思い込みだからです。

「人間関係がうまくいかない」

「何をやっても失敗ばかり」

「自分ばかりが責められる」

「生きていても、ろくなことがない」

もしこんなふうに思っているとしたら、あなたは三日月を見ているだけなのではないでしょうか。

ポジティブシンキングや自己啓発などが世の中にあふれています。これらはみんな、人間が不完全なものだということが前提になっています。

一方の満月理論は正反対です。人間は完全、完璧であることが前提です。「前提」というところがポイントです。三日月が本来、満月であると「思い込む」人はいません。もともと「満月であることが前提」のはずです。

人間も同じだということです。

人間が完全、完璧だと思えない人には、こういったらどうでしょうか。

人間の心臓は母親のお腹の中にいるときから動きはじめています。そして、命が尽きるまで片時も休まず鼓動を打ち続け、1日に最大10トンもの血液を全身に送り出しています。

食べ物が口から入れば消化され、栄養となるものが吸収され、不要なものは排泄《はいせつ》されます。

また免疫は体にとっての異物が入ってきたら、それを排除して体を防御しようとするシステムです。体温は、ほぼ一定の温度に維持され、体を守っています。

まだまだたくさんありますが、これが奇跡でなくて何でしょうか。私たちの体は、人智を超えた存在であり、だからこそ完璧、完全な満月なのです。

もちろん最初はそう思えないかもしれません。ですから、そう思えるまでは、意識的にこのあと紹介するワークをおこなうことをおすすめします。

三日月を見て、満月を思うのと同じように、自分のことはもちろん、他人のことも、「まんまる」「完璧」という前提で接するとそう思えてきます。たとえ最初はそう思えなくても、です。

なぜなら、それが本当の姿だからです。

満月理論とは

●地上から見た月…三日月

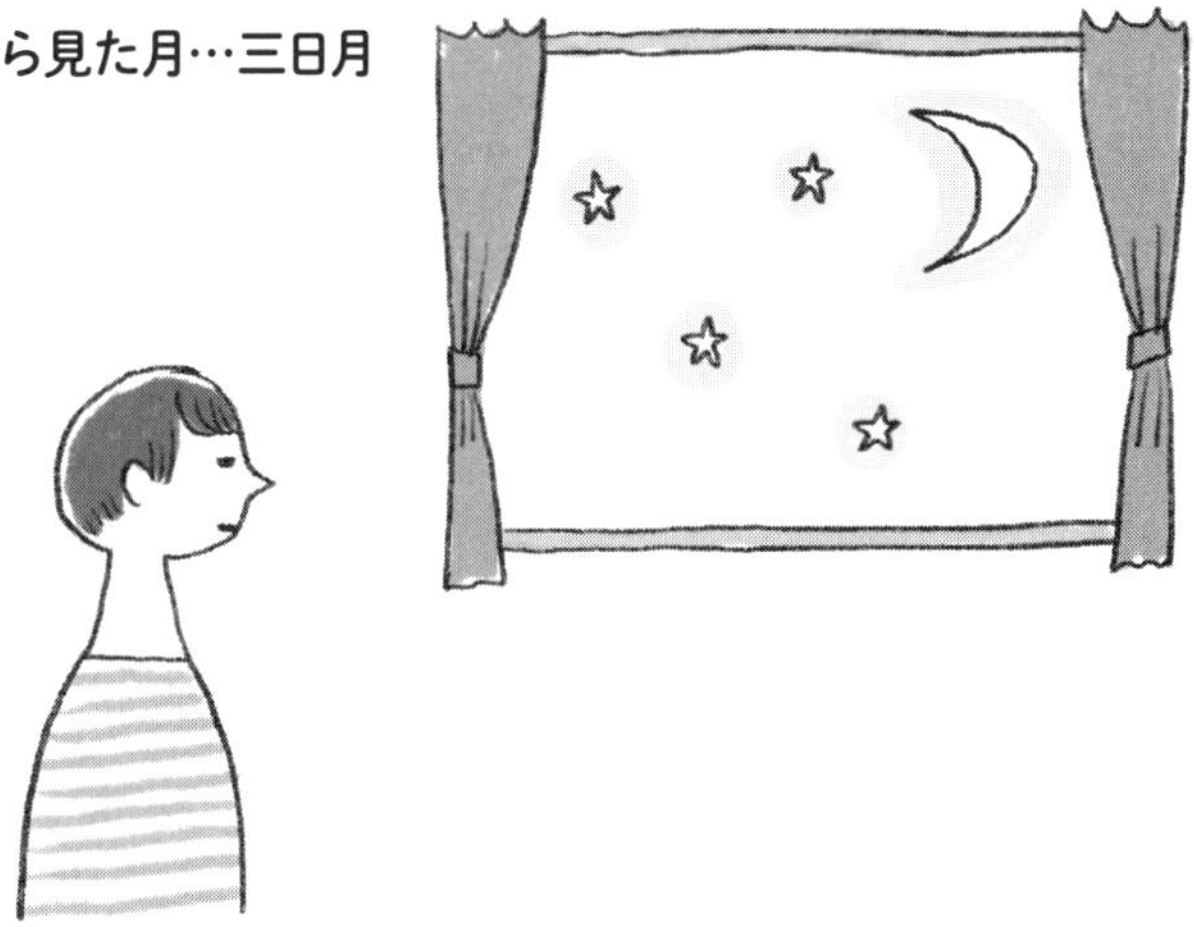

●本来の姿…満月

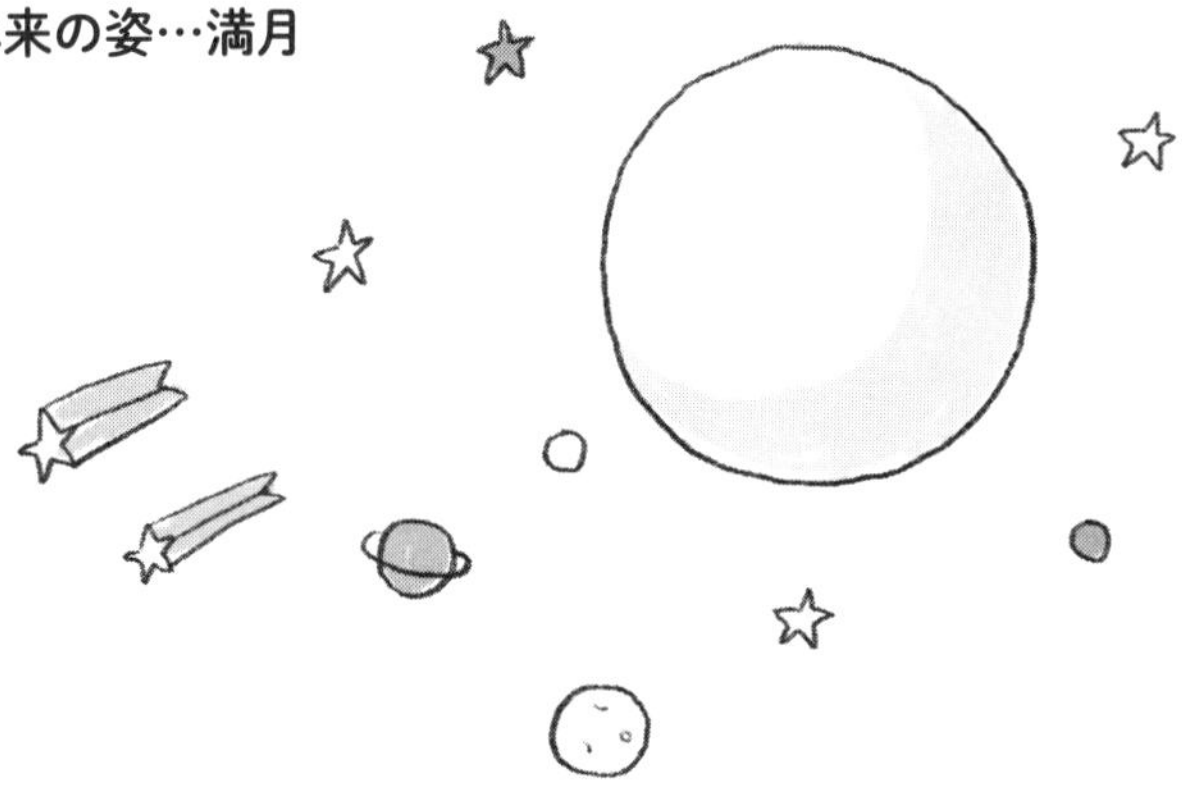

「月が欠けている」と認識しているだけで月はもともと「まんまる」な状態。

例えば、幼い頃から年がら年中、父親に殴られてきた人がいたとします。

「父親は、私が憎いから殴ったんだ」

とずっと思ってきた人が、満月理論で本当の自分に目覚めた瞬間に、父親のゲンコツが最高の愛に見えてきます。

「父は、私を愛してくれていたから殴ったのだ」

と思えるようになるのです。殴られた記憶はそのままで、憎しみから愛へ、とらえ方が変わっていくのです。表面的には相手に傷つけられたように見えても、それが「愛の行動」だったと気づけば、オセロの黒が白に変わるように、一気に状況が変わっていきます。

実際、うつで悩んでいた方たちも、嘘のように変わっていきますが、正確に言えば、とらえ方が憎しみから愛へ変わるのではなく、もともとあった愛へ戻るということです。

先にも述べましたが、人には「わかってほしい」「認めてほしい」「愛してほしい」という真の本音があります。それが人間関係において満たされないと、「わかってくれない」「認めてくれない」「愛してくれない」と感じられ、やがては「うらみ」「憎しみ」「嫉妬」などへと愛が変形していくのですが、その変形していたものがもとに戻るというわけです。

そして、過去のとらえ方が変わると現在が変わり、やがて未来も変わっていきます。あなたのまわりの人間関係も変わっていくでしょう。

本当の自分に目覚めれば、悩みなどなくなってしまいます。

人間が一番興味を持つもの、そして大切なものは「自分」です。これを否定できる人は少ないでしょう。だから本当の自分に気づくこと以上に最高なことはないはずです。

今はすぐにそう思えないでしょうし、理解できないかもしれません。「そんなことあるわけないだろう」と思う人には、満月理論は無意味なものになることでしょう。

でも、「もしかしたらそうなのかもしれない」と少しでも思えたら、今はそれだけで十分です。一度受け入れてみることで、あなたの心の深い部分が変わりはじめるでしょう。

好転反応も大切なプロセスのひとつ

YSメソッドに取り組むなかで、改善の兆《きざ》しが見えるのに、患者さんとご家族がケンカをするなど、ぶつかるようになることがよくあります。

患者さんのご家族にしてみれば、「YSメソッドをおこなうことで、かえって症状が悪化してしまった」と誤解されるかもしれません。

でも、これは症状が悪化したわけではありません。まったく逆の、好転反応です。

患者さんのご家族に誤解されることが多いので、私は初診で必ず好転反応の説明をさせていただいています。

改善してきた患者さんが家族とぶつかるのは、「やっと家族とぶつかることができるようになった」と喜ぶべき姿です。なぜなら、多くの患者さんは、それまで家族とぶつかることすらできなかったからです。

思春期の子どもの反抗期は、自立へのあらわれであるのと同じように、家族に反発できるということは、自分のことを自分でいえるようになった、自分の感情を家族に対して表現できるようになった証拠です。反抗を悪いことだと抑え込んでしまうと、自立をやめてしまう場合があります。

こんなご夫婦がいました。実はとても仲が悪いのに、「夫婦は愛し合わなければならない」という教えのある宗教を信仰していたため、みんなの前では取り繕《つくろ》って仲良くしていました。

いわゆる仮面夫婦だったのです。

そこで、YSメソッドのカウンセリングで、わざと夫婦にケンカをさせるように仕向けました。おそらくそのご夫婦は、思いっきりケンカをするのははじめてだったのでしょう。奥様のほうが、はじめて本音をいえるようになって、仮面をぶち破ってからは、本当に夫婦が仲良くなりました。

ですから、人が自分を出せるようになるのは、いい変化なのです。

一見ネガティブなことでも、それは本当の自分を取り戻していく、大切なプロセスのひとつなのです。

本音を引き出すために「心のつまり」を取り除く

本格的なワークに取り組む前にやっていただきたいのが、前にも触れた「心のゴミ出し」です。

これはいわば、準備のためのワークです。

ワークで書く際には、本当の気持ちを出していくことが必要です。しかし、自分のなかにしまい込んでいて、なかなか表現できない人が多いのです。

心のゴミを捨てずにため込んでいると、さまざまな問題が起こってきます。物理的な例でわかりやすく説明しましょう。

自分の家に生ゴミがあったとします。生ゴミを放っておくとどうなるでしょうか。ゴミがどんどん発酵して、部屋中が臭いますね。その嫌な臭いを嗅《か》がなければならないのは誰でしょうか。そう、自分や家族、その家に住んでいる人です。

そのままにしておくと、間もなく嫌な臭いは窓から出て行き、近所の人もその臭いを嗅ぐことになります。そしてその家に住む人は、その臭いをまとったまま、もっといえば生ゴミを抱えたまま、会社に行ったり、外に出て人に会ったりすることになります。

もっとひどい場合は、ゴミの原因となる相手に、「このゴミを返す」と投げつけてしまいます。当然、人間関係はトラブルだらけになります。

誰だってそんな人とつきあうのは嫌ですね。しかも周囲の人は、それを「性格」で片づけてしまいがちです。「あの人は、ああいう性格だから仕方がない」と。

このように自分でも気づかぬうちに、自分の心に鍵をかけ、生ゴミをため、腐臭を閉じ込めている人が多いのです。文字通り〝臭いものにはフタをして〟、そのゴミを持ち歩いているのです。

生ゴミはきちんと捨てなければなりません。

捨てるといっても、あちこちに捨てたらまわりに迷惑がかかりますから、ゴミ捨て場に捨てます。このゴミ捨て場にゴミを捨てる作業が、「書くこと」によるワークです。

書くことが、なぜいいのでしょうか。

書くだけなら、誰かに愚痴をいって聞いてくれる相手を嫌な気持ちにさせたり、直接相手を傷つけたりすることがありません。特定の人の名前を出そうが、「この野郎」と書こうが、一向にかまわないのです。

例えば、親に対する不満があふれるほどある、会社の上司に対する怒りがたくさんある、夫や妻に対する文句が次々に出てくる――それをそのまま書き出していきます。

書き出すときに遠慮はいりません。「こんなひどいことを書いていいのだろうか」と思う必要もありません。書くだけで、誰もそれを見ませんし、傷つけることもないので、思い切り書きましょう。

世の中の一般常識としては、こんなことはすすめられないのかもしれません。普通なら、ほとんどの人があなたに「そんなひどいことを思っちゃダメだよ」「まわりの人に感謝しなくちゃいけないよ」というでしょう。

もし親に不満を持っている人が、「親に感謝しなくちゃいけない」といわれたらどうでしょう。一生懸命、うらむ気持ちを押し殺して感謝しようと努力することは、世の中的にはいいことに見えます。でも、それは同時に、自分を否定することでもあります。

本当は自分で自分を認めてあげなければならないのに、「感謝しよう」とすることで、自分を否定することにつながってしまうのは、皮肉なことですよね。

だから、遠慮なく、不平不満や押し殺している感情、普段ため込んでいる気持ちをすべて出すつもりで書いてみましょう。愚痴だらけの自分、不満をため込んでいる自分をまず、認めてあげるのです。

いいたいことがあるうちは、「本当の自分」は見えてきません。だから、いいたいことがもう出てこないというくらい、1回ゴミ出しをするのです。

繰り返しになりますが、人間の究極の本音は「自分のことをわかってほしい」「認めてほしい」「愛してほしい」、この3つに集約されるといっても過言ではありません。

でも、本人でさえ、この「本当の本音」に気づいていません。不平不満や愚痴が、「本音」だと思っています。この見せかけの本音が、本当の本音を出すことを邪魔しています。自分で自分のことを邪魔する自分がいるのです。

「心のゴミ出し」ワークで、この邪魔する自分を思い切り吐き出しましょう。

準備ワーク「心のゴミ出し」

ではさっそく、「心のゴミ出し」ワークをやってみましょう。

「私はものごとにあまりこだわらない性格なので、心のゴミはためません」

「とくに大きな不平不満もないので、心のゴミは出てこないと思います」

そんな人も、ぜひこの「心のゴミ出し」ワークをやってみてください。実際にはとてつもない量のゴミがたまっているものです。

やり方は簡単です。用意するものは、白い紙1枚だけ。

その紙に、心にたまった不満、怒り、憎しみ、なんでも書きましょう。

「馬鹿野郎！」「ふざけるな！」「いい加減にしろ！」

誰に見せるわけでもありません。思い切りののしってOKです。自分の心の部屋に閉じ込めたゴミを吐き捨て、腐臭を解き放つつもりでやりましょう。

ただし、「心のゴミ出し」ワークにはルールがあります。

①30分以上はやらない
②終わったらシュレッダーにかけるなど、人の目に触れないようにして処分する

まずルールの1つ目。30分以上はやらないことです。時間制限を設けているのは、ゴミを出すことで心の封印を解き放つと、怒りや不満がとめどなくあふれ、自分では収拾がつかなくなってしまう恐れがあるからです。

クリニックでも、心のゴミ出しをさせたまま帰ってもらうことはしていません。必ず、ゴミを宝物に変える、ポジティブなゴミ出しをしてから帰ってもらいます。

ご自身でやる場合も、「心のゴミ出し」ワークのあとに本書で紹介しているワーク、「完璧愛ポスト」や「美的発見ノート」をおこなって終わらせてください。

ルールの2つ目。不平不満を書いた紙は、必ず人の目に触れないところに処分することです。シュレッダーがなければ、破ってゴミ箱に捨ててもOKです。

これは万が一、あとでその紙をほかの人に見られたら、誤解されてしまうためです。

うつに苦しんでいる人は、心のゴミを部屋に押し込めて暮らしている人が多いものです。

その心のゴミをため込みながら感情を押し殺して過ごすことに、莫大《ばくだい》なエネルギーを消費しています。そのため、無気力になり、心が疲れきっているのです。ですから、感情を吐き出すこのワークをするだけでも、心の重荷を下ろし、うつの症状の改善につながることもあります。

実は一般的なカウンセリングでおこなっているのは、「心のゴミ出し」なのです。それでかなり気持ちはラクになります。でも残念ながら、心のゴミ出しをしてスッキリして終わり、ではありません。

日常生活でこまめにゴミ出しをしないとゴミがたまっていくのと同じように、時間が経つと、また心のゴミはたまっていきます。同じようなゴミをためやすい、心のクセがついているからです。

あなたは一生、心のゴミを出し続けたいですか。

YSメソッドでは、心のゴミ出しで終わりにはしません。次に紹介するワークは、二度とゴミがたまらないようにします。というよりむしろ、ゴミをなかったことにしてしまう、ゴミすらも宝物に変えてしまうワークなのです。

「心のゴミ出し」のやり方

●心にたまった不満や怒りを紙に書く

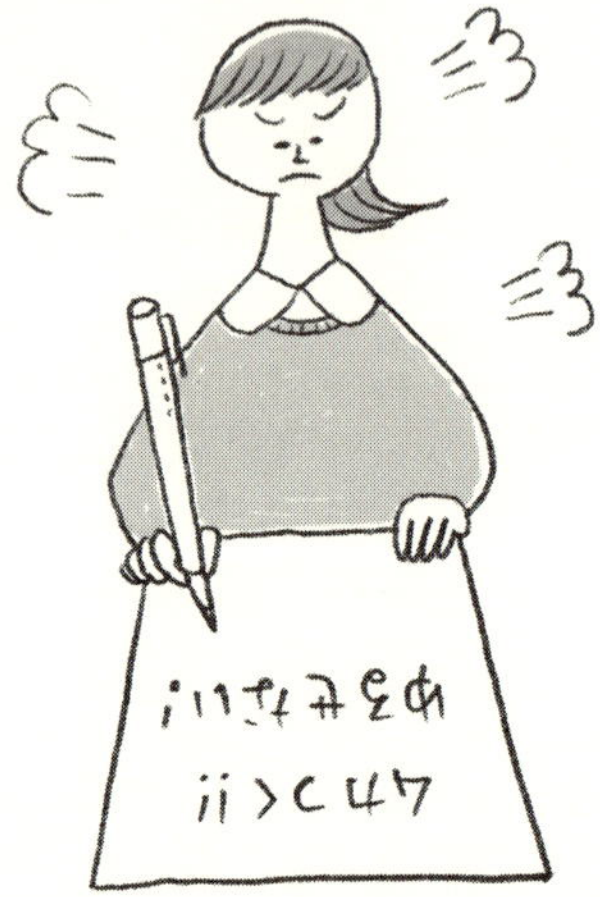

●書いたものを人目につかないよう処分する

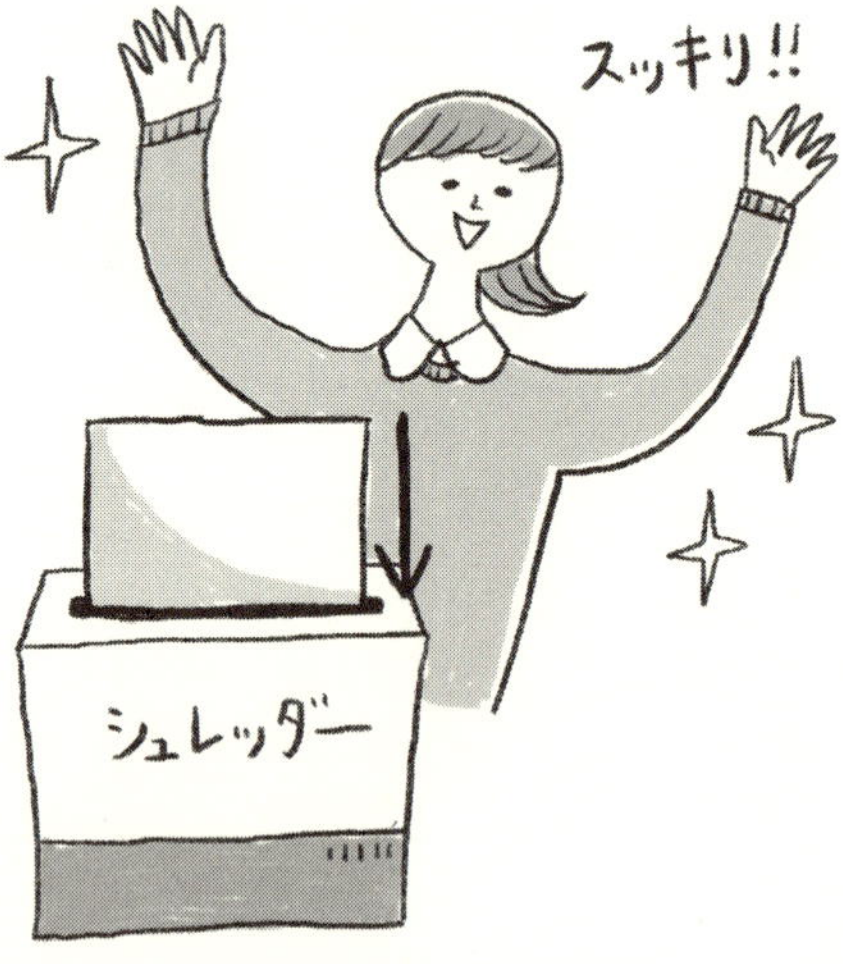

ワーク1　「完璧愛ポスト」

これからご紹介する3つのワークは、YSメソッドを開発した佐藤先生が考案し、実際にクリニックで患者さんに取り組んでいただいているものです。

最初にやっていただきたいのが「完璧愛ポスト」というワークです。

「満月理論」で、人間はもともとまんまるの満月そのもの、完全、完璧だという前提で接する、とお話ししました。でも頭では理解できても、なかなか簡単に実感できない人もいるでしょう。

このワークは、「完璧」を受け入れることができる方法です。この章の終わりにあるシートを使うことで、あなたが今どんなに苦しんでいても、悩んでいても、「完璧」がわかってきます。

実践すれば、うつなどの精神疾患の症状が改善するのはもちろん、やる気に満ちた、いきいきとした人生を手に入れることができるでしょう。

今の悩みや苦しみの元となっている出来事が、実は「すでに完全、完璧だった」と心から納得でき、真実をありのままに受け入れることができます。

では、やり方を説明します。

必要なのは、104ページのシートと1本のペンだけ。シートは何枚使ってもいいので、必要な枚数だけコピーして使ってください。もちろん、自分のノートを使って書いてもかまいません。

【完璧愛ポストのやり方】

①「出来事や変化」を記入する

今抱えている問題やよくないと思っている出来事、不安に思っていること、悩みや苦しみを1つ書き出します。簡潔に書くのがポイントです。大きな出来事でなくてもかまいません。

〈記入例〉収入が減った
会社に行くのがつらくなり、うつ病になった
仕事が忙しくて休みがない
人とうまくコミュニケーションがとれない
家事と育児で手いっぱいなのに、夫が私のことをまったく理解してくれない

など、本当に困っていることをテーマにしてください。

②「これでよかった」ことをリストアップする

悩みや出来事を書いたら、いったん心を落ち着けましょう。このとき、2～3分でかまわないので、心のなかで「完璧、完璧、完璧……」と繰り返し唱えてください。

そのうえで、出来事に対して「これでよかった」と思える理由を記入しましょう。難しく考えず、思いついたことをどんどん書いていきましょう。最初は「これでよかった」と思えなくても、思いついたことをどんどん書いていきましょう。

たくさん書けなくてもかまいません。今日は3つしか書けなかったとしたら、明日、明後日と思いついたら付け加えていきます。ここでは「収入が減った」を例に展開していきましょう。

〈記入例〉収入が減った

↓

仕事がヒマになった分、家族との時間が増えた

1人で本を読んだり、趣味の勉強をする時間がとれるようになった
家にいられる時間が増えた
節約して暮らす工夫をするようになった
ムダづかいが減った

③「愛の行動リスト」を記入し、優先順位をつける

「これでよかった」ことを記入したら、これからどういう行動を起こしていくかを決めます。その出来事そのものがよくなるためというよりも、まわりの人やあなたの人生にとって、明るい未来に結びつくような具体的な行動を記入します。難しく考えず、できるだけすぐに行動できるものをたくさん書くのがポイントです。

〈記入例〉（仕事がヒマになった分、家族との時間が増えたので）
・娘と出かける機会をもっと増やす
（1人で本を読んだり、趣味の勉強をする時間がとれるようになったので）
・もっと知識を深め、新しい仕事を探す

（節約して暮らす工夫をするようになったので）
・安い食材でおいしくできるレシピを探す
（ムダづかいが減ったので）
・本当に欲しいもの、好きなものを買うようにする

「愛の行動リスト」を記入したら、次にどれから行動に移すか、優先順位をつけます。最後に、再び心のなかで「完璧、完璧、完璧……」と繰り返し唱えましょう。優先順位をつけたら、即、行動に移しましょう。そのためにも、行動リストはハードルを上げすぎず、すぐに行動に移せるものにするといいでしょう。

ところで、このワークの名前がなぜ「完璧愛ポスト」なのかわかりますか？
「完璧」の意味は、繰り返しお話ししているように、どんな人でも完璧、満月ということが前提であること、そして「ポスト」はそんな完璧な本当の自分に手紙を書くという意味からきています。「このすべての出来事は、完璧でした」と、手紙を渡す気持ちでおこなうということなのです。

あなた自身がつらいと思ったことも、苦しかった出来事も、また苦しめられたと思っていた相手でさえ、すべて完璧だったということ。そのおかげで、今ここに自分がいることがわかります。

このことを理解すると、人に対する思いやりが出てきたり、感謝の気持ちがあふれてきたりします。すると、あなた自身から発するエネルギーが変わり、まわりに起こる出来事も変わってくるのです。

より効果を発揮するコツ

もちろんクリニックでは、うつ病などの患者さんにも「完璧愛ポスト」をやっていただいています。

「ご家庭でやってください」と宿題にすることが多いのですが、簡単にできるワークでも、うつの患者さんの場合、なかなか思うように書けないものです。家でできない患者さんには、クリニックでやっていただくこともあります。カウンセラーと一緒にワークをやること自体が、いいカウンセリングになっているようです。患者さんご本人の内側から思いがあふれ出てきて、変わっていくのを感じます。

また、「愛の行動リスト」についても、うつの患者さんの場合は、1人ではすぐに行動に移せないことがあります。例えば行動リストのなかに「家族に電話をする」というものがあったとすれば、クリニックではその場で「電話をかけてみませんか」と声かけをして、電話をかけていただく、ということもしています。

ここでは、「完璧愛ポスト」に取り組みやすくなるコツをいくつか紹介しましょう。

●「出来事や変化」は1つだけでいい

「出来事や変化」の欄には、今悩んでいることや不安に思っていることを書きますが、たくさん書く必要はありません。1つあれば十分です。いくつも書いてしまうと、その悩みや苦しんでいる出来事のほうに気持ちが集中してしまいます。

一番苦しんでいること、悩んでいることを優先して、箇条書きで書くようにしましょう。

一番悩んでいることは、同時に重要であるということになります。重要なことに取り組むことで、成果が出やすくなります。

●「これでよかった」ことはできるだけたくさん書く

「これでよかった」と思える理由は、できるだけ数多く書いてください。最初は少しずつでもかまいません。そう思えなくてもかまいません。書いていくことで、本当に「これでよかった」点が見えてくるようになります。

うつで悩んでいる人のなかには、「これでよかった」理由がまったく思い浮かばない、という人もいます。大いに結構です。思い浮かばないということは、それだけ今まで使っていない脳を使っている証拠だからです。このワークを続けることでいつの間にか変わっている自分に気づくでしょう。

最初は2、3個しか書けなかった人が、10個、20個と書けるようになります。なかには毎日50個書いている人もいます。

こうして「書く」ことを実行に移すと、いつの間にか「悩んでいた問題」が消えていきます。あるいは、別の新たな悩みに変わっていくこともあります。そうしたらまた実行して、悩みを消していけばいいのです。

では、たくさん「これでよかった」を書くと、なぜ悩みがなくなるのでしょうか。

次ページの図を見てください。黒星は「よくないこと」、白星は「よいと思われること」と

「よくないこと」を「いいこと」に変えるには

●今の状態

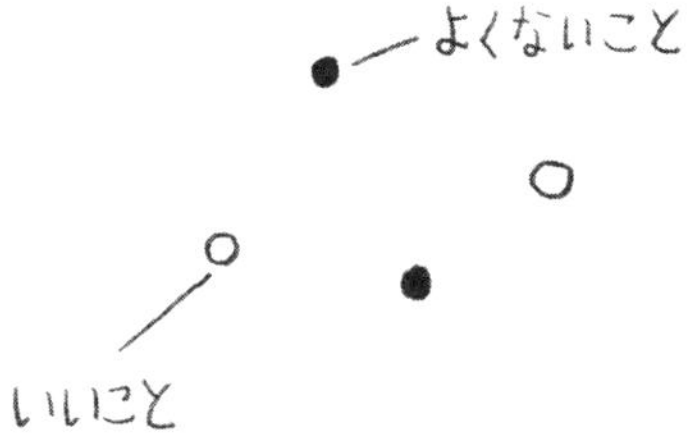

●「これでよかった」と思うことを増やす

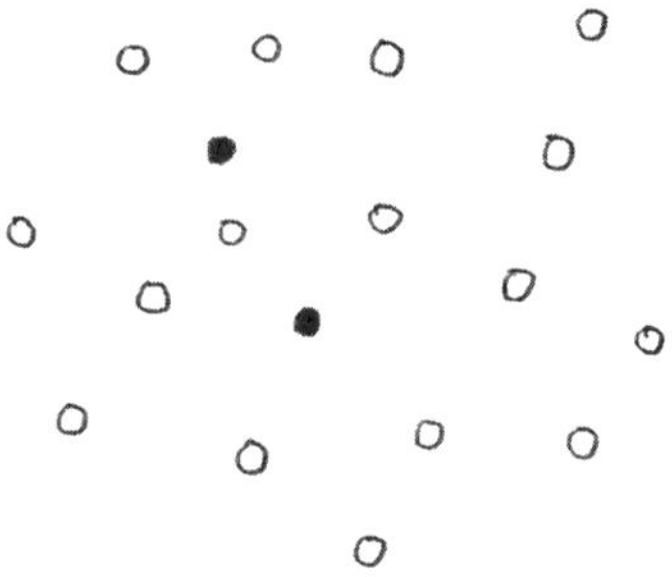

●いいことが増えた分、よくないことが小さくなる

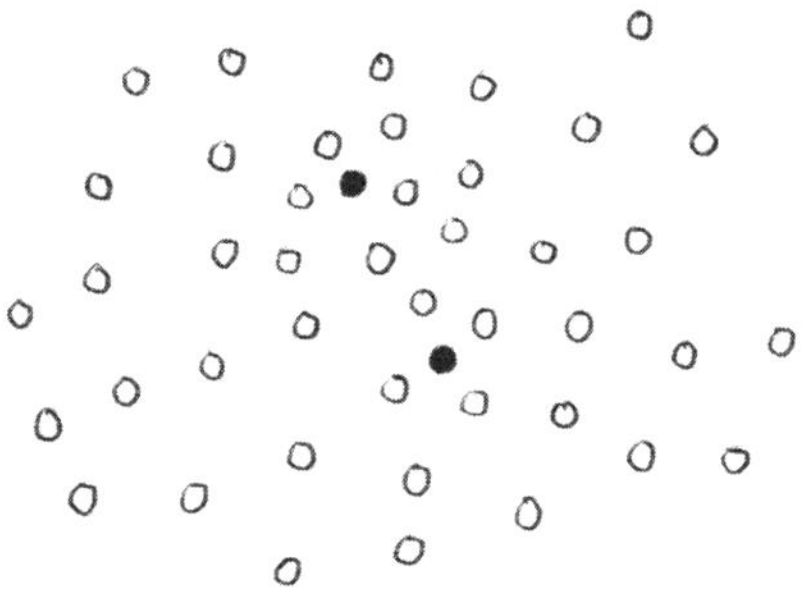

します。

黒星は過去のよくない出来事であり、今もなおあなたを苦しめている悩みです。その黒星を「これでよかった」とするだけで、まわりに白星が増えていきます。

たった1つの黒星のまわりに、たくさん白星が出てくると、どうでしょう？　白星の数が多いために、相対的に黒星は小さくなりますね。しかも、黒星があったおかげで白星が増えたことになるので、この黒星こそが素晴らしいということになります。

「黒星があったおかげで白星がある、だから黒星は素晴らしい」となれば、やがて、黒星そのものが白星になってしまう、つまり悩みがなくなってしまうのです。黒星が白星になるということは、過去の出来事は、自由に変えられるということでもあります。

ですから「これでよかった」をたくさん書く必要があるのです。

●スピードが大事。思いつきで書いてOK

「これでよかった」は、量も大切ですが、スピードも大事です。

考えて書くというよりも、思いつきレベルでポンポン書くイメージです。「似たようなことを書いてしまった」「あまりいい言葉が出てこない」などと、あれこれ考える必要はありません。

ゆっくり書くと、つい頭のなかで考えてしまいます。考えてしまうと、悩みや苦しみを抱えている自分に戻ってしまいます。だから、考えるヒマを与えないように、スピードが大事なのです。「たくさん書く」ことをおすすめしているのも、同じ理由からです。

うつ病で苦しんでいる人は、真面目な方が多いので、「きちんと書かなければいけない」「責任を取れないことは書けない」などと思ってしまいがちです。そんなことを考えたり、人と比べて落ち込んでいるヒマを与えないための「量」と「スピード」です。

また、このとき「完璧、完璧、完璧……」と唱えるのは、本来、もともと完全、完璧である本当の自分に焦点が自然と当たるようになるからです。

人間には、言葉の力で変化するパワーがあります。たとえそのことが理解できなくても、「完璧」という言葉が潜在意識を超えて働きかけるので、変化が起きてくるのです。

●「愛の行動リスト」は優先順位をつけて実際におこなう

愛の行動リストは、どんな小さなことでもかまいません。とにかく「行動する」ことが大切です。もちろん、行動リストを書く前の、「これでよかった」を書いた段階で、すでにあなたの心は変わりはじめています。行動に移すことで、それがさらに大きく変わってきます。

行動は、「自分で」することを書いてください。人にこうしてほしい、と期待する行動では効果がありません。

行動リストに1、2、3と優先順位をつけて、1から順番にやっていきます。

順番のつけ方としては、「重要なものから」という考え方と、「緊急なものから」という考え方があります。「緊急なもの」は「重要なもの」よりも優先してやるべきです。

もし順番のつけ方がわからなければ、「行動しやすいもの」からでもOKです。

このように行動リストに優先順位をつけてもなお、行動に移せないものも当然あります。

そんなときも「行動に移せなかった→そんな自分はダメ」と考えないでください。

できなかったことはまた「出来事や変化」の欄に書き、「できなくてよかった（これでよかった）」ことを書けばいいのです。例えば、

「できないことで、謙虚になれてよかった」

「傲慢《ごうまん》な人間にならなくてよかった」

「自分にはまだまだ未熟な部分があると気づけてよかった」

というふうに。難しく考える必要はないのです。

実は「書いたあと」が重要

書くだけで終わりではなくて、「行動リスト」として行動に移すことが大切です。

行動には2つの段階があります。行動について「そうしよう」と考えている段階と、実際に行動に移している段階の2つです。

例えば「家族ともっと話す機会を持つ」「母親の肩をもんであげる」という2つの行動をリストに書いたとします。「もっと話したい」「肩をもんであげたい」と思っている段階と、実際に行動に移したあとの段階では、まったく効果が違います。

実際に行動に移してわかったこと、得たことは、いわゆる「悟り」と同じです。

もっとわかりやすい例で説明しましょう。

「この飛行機に乗ったら、北海道に行けますよ」といわれて、きれいな北海道の写真を見せてもらったり、北海道について説明されたりすると、なんとなく北海道がどんな場所なのかわかった気持ちになりますね。それも1つの悟りなのですが、もっと深い悟りがあります。

それは、実際に飛行機に乗って北海道に行き、自分の目で見て、心で感じてわかったこと。

この悟りに比べたら、人の話を聞いたものとは、その深さが違いますし、より確信を持ってわかるということです。

夢や希望や目標というものは、その時点では絵に描いた餅です。いくら夢を描いてワクワクしたとしても、まだ絵に描いた餅にワクワクしているに過ぎません。絵に描いた餅を見て、「食べたいな」と思ってよだれを垂らしている段階です。

それを食べてはじめてわかる、つまり行動に移すこと、実践することが大切です。そうしてはじめて、うつがよくなっていくわけです。

うつで苦しんでいる人が行動を起こすのは、大変だと思うかもしれません。

でもここでいう行動とは、ハードルの高いものではありません。

「このビルを出て5分歩くと駅がある」とわかったら、そのビルを出て5分歩けばいい。すると、本当に駅がありますね。それと同じくらいの小さな行動、些細な行動を積み重ねていくのです。これが自ら行動し、実践し、「わかった」ということなのです。

「完璧愛ポスト」の「行動リスト」に書いて、実際に動くとは、こういう小さな行動を毎日繰り返し、自信をつけていくことなのです。

「心にもないこと」を書いてもいい

「完璧愛ポスト」について、私はよく「『心にもないこと』をやりましょう」というようにしています。

例えば両親に苦しめられてきた人が「お父さん、お母さんに『ありがとう』という」と行動リストに書いたとしましょう。書いた時点では、両親にとても感謝などできる心境ではないはずです。「心にもない」ことを書いているわけです。

でも不思議なもので、心にもないことを書いてはいても、実は心の奥には、必ず親に感謝する気持ちがあります。普段は不満に思っていても、その心の奥にあるもの――それが「本当の自分」です。

言葉にすることで、潜在意識を超えて本当の自分に働きかけることは、すでに説明しました。言葉に出すと、思いが変わる、すると回り回って言葉も変わってきます。

書いている時点では親に感謝できなくても、必ず感謝している自分がどこかにいます。

なぜなら今、自分が存在しているのは、父母のおかげだからです。どんなに否定したくてもそれは紛れもない事実なのです。ですから、99％感謝できなくても、1％は「お父さん、お母さんありがとう。私を産んでくれてありがとう」という気持ちがあるのは、確かです。

これは「過去の事実を、無理やりポジティブな考え方に変えましょう」ということとはまったく違います。


「完璧愛ポスト」で過去が変わり、現在が変わり、未来も変わります。

多くの人は、過去に生きています。それはあなたが生きてきた年数の分だけ、体験と記憶としてあなたに根付いているからです。

このワークで、過去の記憶が変わることは、何となくご理解いただけたと思います。

そしてたった今起こっていること＝現在も変えられます。

例えば今、目の前に嫌な人がいたとします。

「嫌な人がいる」（出来事）
↓
「嫌な人がいるから、私は自分を鍛えられてよかった」（これでよかった）
「言葉選びに慎重になれてよかった」

=

嫌な人がいてくれてよかった

「これでよかった」を書くと、今、この瞬間から、その嫌な人が、いてくれてよかった人に変わってしまいます。

さらには、未来も変えられます。

多くの人は、未来に対して「不安」「心配」「取り越し苦労」をしています。

例えば、お金に対する不安を持っている人の場合、「収入が減った、明日から食べていけなくなるのではないか」という不安や心配を抱きます。この不安の元は何でしょうか。

少なくともその人は今、元気に生きています。今この瞬間には何も起こっていないし、何も変わっていないのに、不安が不安を呼び、心配が心配を呼んで、どんどん膨らんでいきます。「明日はどうなってしまうのだろう」という不安や心配によって、自殺に追い込まれてしまう人さえいます。誰もあなたを不安にしていません。あなた自身が、目に見えない不安や心配を自らつくり、自分で自分を苦しめているのです。

原因は違うにしろ、未来への不安とは、みんなこのような、何も実体のないものに振り回されています。

未来に対しては、「これでよかった」と思うことで、「だからよくなる」と思えるようになります。

前にもご紹介した佐藤先生は、この「完璧愛ポスト」のワークを、東日本大震災で被災した方たちの前でおこないました。家が流され、家族を失ってしまった方々の前で、です。みなさんいうまでもなく、人生でこれ以上ない苦しみを味わっている方々です。それでもこのワークを説明しました。

「みなさん『これでよかった』などと思えないのは、とてもよくわかります。でも、このままずっと苦しんでいるよりはいいでしょう。それでも、『これでよかった』と唱えてみてください。そうしたら、よかった理由が必ず出てきます」とお話しされたそうです。

「出来事」としてはこれ以上ないつらい体験に違いありませんが、「これでよかった」のリストには、津波によって世界中に東北のニュースが報道され、東北の人の礼儀正しさや優しさが伝わったこと、日本人の素晴らしさが世界中に伝わったことなどを書いた方もいらっしゃいました。

みなさん、本当に真剣にワークに書き込んでくださったそうです。何もしなければ、津波で家を流され、家族を失った被災者として嘆き悲しむだけです。このワークによって、明らかにその場の空気が変わったことを感じたそうです。そして少しずつではあるものの、明るく前向きな気持ちになってくださったといいます。

これがただ表面的な励ましだったら、被災者の方々には伝わらなかったでしょう。人間の心の奥にある、まんまるの満月の観点から心を込めて伝えたからこそ、みなさんの心の奥に届いたのではないでしょうか。

文字に書いたり言葉にしたりすることは顕在意識の働きですが、同時に潜在意識にも働きかけます。心にもないことを書いていくうちに、だんだん「そうだな、そうかもしれないな」、と思えてきます。そして、まさにコロンとオセロの黒が白に裏返るように心が変わってきます。本当の自分を雲のように隠していた潜在意識が晴れ、素晴らしい本当の自分が見えてくるのです。

ぜひ、だまされたと思ってやってみてください。最初は何も考えなくていいです。ただ実行するのみ。それが大切です。

なお、次章では「完璧愛ポスト」の実例をご紹介していますので、参考にしてください。

ワーク2「美点発見」

次は、「夫婦関係がうまくいっていない」「職場の人間関係をよくしたい」「親子関係が険悪」、そんな特定の人間関係に悩んでいるときにおすすめのワークです。もちろん、クリニックでもやってもらっています。それが「美点発見」です。

美点とは、いいところ、優れているところ、長所です。

どんな人にも、その人ならではの美点があります。「どんな人にも」と書きましたが、もちろん、今あなたが関係がうまくいっていないと悩んでいる、あなたを苦しめている相手にも、です。

例えば職場の上司との関係がうまくいっていない人がいたとします。

「すぐに無理難題を押しつけてくる」

「自分は何もしないくせに、営業成績が悪いのを責めてくる」

「機嫌がいいときと悪いときの差が激しくて、いつも振り回される」

などなど、不満を言い出したらきりがないかもしれません。
そんなときに「美点発見」は役に立ちます。
その嫌だと思っている上司の美点を、どんどん書き込んでいきましょう。

【美点発見のやり方】

105ページのフォーマットの欄内に、相手の美点をどんどん書いていきます。とにかくたくさん、思いつくままに、速く書いていくのがポイントです。
美点なんて何もない、と思っている相手でも、探してみるとあるものです。美点が1つもない人など、どこにもいないのです。

〈記入例〉（嫌な上司の場合）
朝早くから会社に来て仕事をしている
挨拶すると必ず大きな声で返事をしてくれる
ときどき冗談をいって笑わせる
おいしい店の情報をよく知っている

慣れてくると、嫌なところすら、美点としてとらえることができるようになってきます。

「自分に仕事を押しつけて、残業をしないで家に帰ってしまうのは、家族思いの証拠」

「すぐカッとなって短気なのは、情熱的で、自分の感情に嘘がつけないから」

「我《が》が強くて、自分の意見を通したがるのは、リーダーシップがある証拠」

などです。


繰り返しになりますが、美点の数はできるだけ多く書くのがポイントです。多ければ多いほどいいでしょう。

ちなみにクリニックで使っているシートは、100個書けるようになっています。もちろん、自分のノートに書いていってもOKです。

ある特定の1人の人に対して、100個も美点を書くのは大変だと思うかもしれません。一度にできなければ、毎日少しずつでもいいので、書き足していきましょう。

特定の個人でなくても、「家族」「職場の人」というくくりで書いてもかまいません。

「家族の美点発見」「職場の美点発見」でもいいわけです。例えば職場なら、「チームワークがいい」「みんな挨拶が素晴らしい」ということなどが書けるでしょう。

書くときのコツですが、「完璧愛ポスト」と同じように、たくさん書きますから、スピードが大切です。つまり、深く考えずに直感でどんどん書いていくことです。

その美点が正解かどうか、合っているかどうかなど関係ありません。あなたの心の世界でのことですし、その相手に見せるものでもないのです。

100個近くも美点を書くと、同じようなことを書いてしまう場合もあります。例えば「笑顔が素敵」「笑うとかわいい」、あるいは「誰にでも優しい」「思いやりがある」など、美点としてはほとんど同じようなことです。これもまったく問題ありません。

それよりも、速く、たくさん書くことが大事なので、内容が重複しているかどうかは気にしないでください。

美点を書くのに遠慮はいりません。

ただ「ほめる」のとは違う

「相手の美点を発見すればいいということは、とにかくほめればいいいんですね」

と聞かれることがあります。
「美点発見」は、ただ「ほめる」のとは違います。
「ほめる」こと自体は悪いことではありませんが、「ほめる」にもいくつか種類があるのです。

同じ「ほめる」でも、行きすぎるとおべっかやごますりになります。つまり、自分のために、自分の都合でほめることは、人間関係をよくしません。

また、「ほめる」という行為は、どこかで相手の上に立っている印象を受けることがありますね。しかしこの「美点発見」には上も下もありません。

例えば、部下が上司をほめたとき、失礼な印象を受ける場合があります。でも、美点発見にはそれがない。あくまでも、相手の素晴らしい点を見つけるということだからです。

相手の「美点」という「事実」を書くだけ。誰に見せるわけでも、評価をするわけでもされるわけでもない。あなたが素直に美点と思ったことを書けばいいだけです。

1人の人に100個も美点を発見できたら、すごいことです。
たとえそれが、あなたが今まで嫌いだったあの人であっても、美点だらけの人、素晴らしい人にしか思えなくなってくるから不思議です。

その時点でかなり効果はありますが、それで終わりにせずに、その気持ちのまま、ぜひ相手に美点を言葉にして伝えてみてください。

どんなことが起こるでしょうか。

びっくりするような変化が起こります！　その場から人間関係がよくなります。

なんと、相手もあなたの美点を探しはじめます。うまくいかなかった相手、合わなかった相手であるにもかかわらず、あなたに好感を持ちはじめるのです。

そう考えると、人間はみんな完璧、まんまるの満月であることも、すんなり理解できるのではないでしょうか。

「書く前」から相手に思いが伝わる

驚くことに、「美点発見」は書く前から効果が出はじめることがあります。

どういうことかというと、あなたが机の前に座り、「美点発見」を書こうと思った時点で、すでに相手に伝わっていることがあるのです。

嘘だと思われるかもしれませんが、これはとくに親子関係など、家族の場合に顕著なようです。

お母さんが子どもの美点を書こうと用意していたら、なぜかその日は子どもがいつも以上に甘えてきたり、コミュニケーションが多くなったりといったことはよくあります。

また、姑《しゅうとめ》との関係に悩んでいた女性が、姑の美点発見を書きはじめて、まだ途中の段階だったにもかかわらず、姑から電話がかかってきたそうです。

その日はなぜか、姑と電話で和やかに話が弾んだということです。

不思議なことですが、あなたの心が、いい方向で相手に向かった瞬間に、ピッと相手に伝わることがあるのです。

あなたの愛情が、目には見えなくても相手に伝わるのです。ですから、それをきちんと言葉にして直接相手に伝えたら、その効果はいかばかりか、おわかりいただけるのではないでしょうか。

美点を発見すると、見えるものすべてが美しくなる

「美点発見」のしくみ①

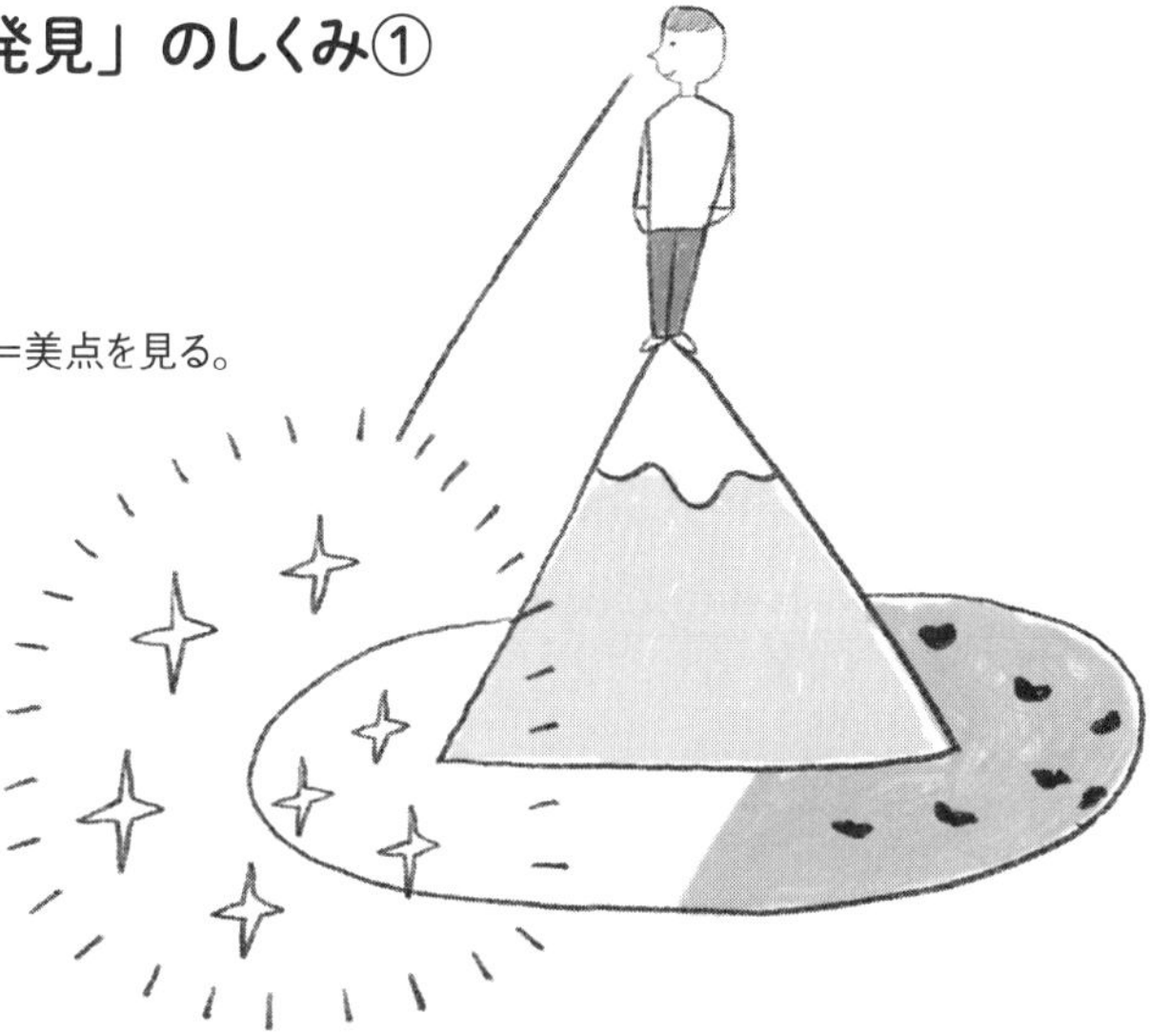

いいところ＝美点を見る。

上にあるのは、「美点発見」のしくみを図にしたものです。

山の頂上にあなたが立っています。そこから、あなたはいろいろな世界を見ています。

たくさんの美点を発見し、あなたが美しい世界だけを見れば、やがて目に映るものがすべて美しくなります。目に入るものが美しいとしか思えなくなるのです（①）。これは、先に説明した、「誰でも完璧で満月である」という満月理論につながるものです。

一方、同じ場所から同じものを見ていても、汚いもの、汚れたものしか見ない人もいます。人のあら探しをしたり、嫌なとこ

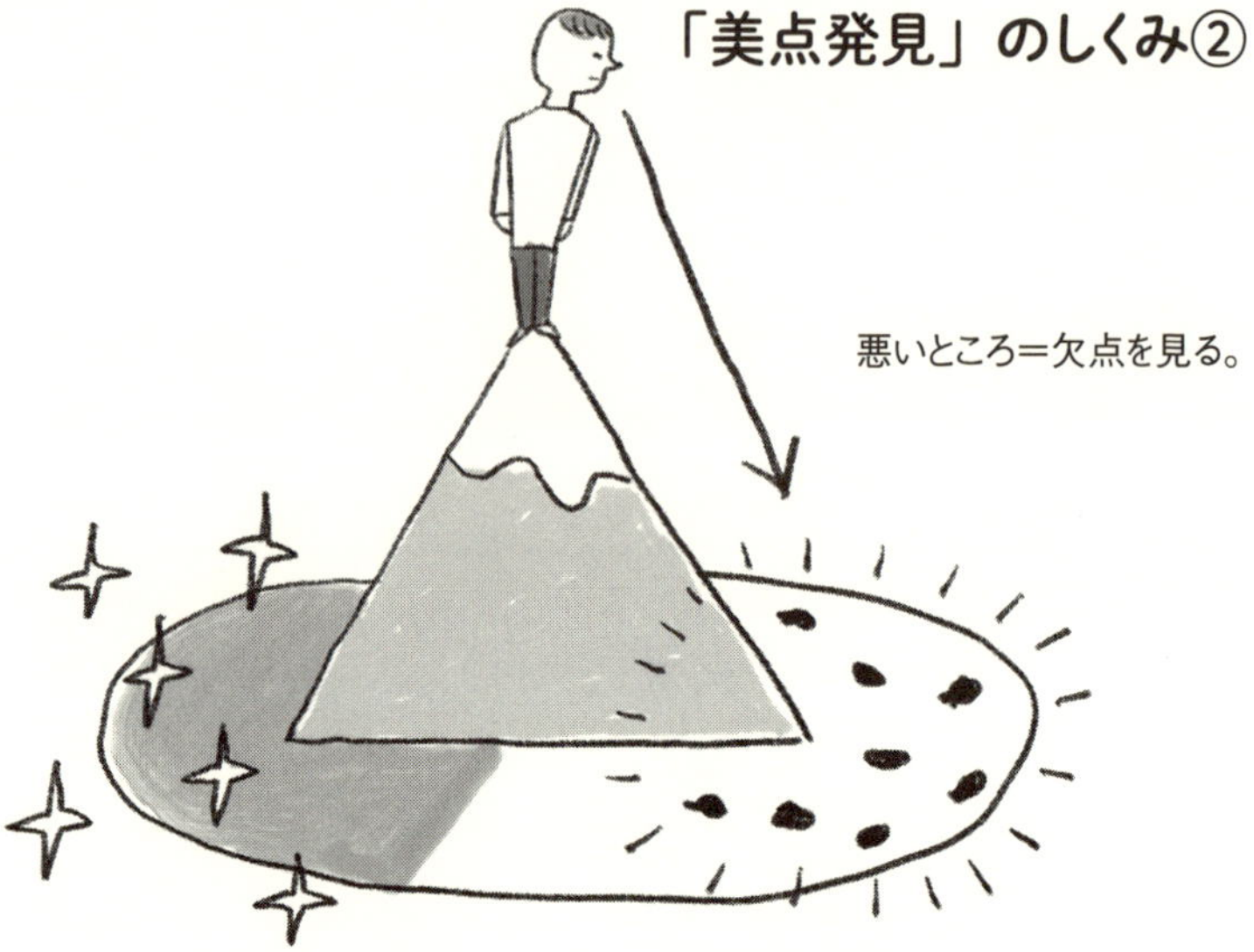

ろにばかり目が行ってしまう人です。そのような視点でいると、やがて目に入るものすべてが汚れたものに見えてきます（②）。

このような人は、もともと嫌なところしか見えなかったわけではありません。何か大きな悩みや問題にとらわれ、不安になったり心配したり、怒りを覚えたりして苦しんでいるうちに、心のメガネが曇ってしまったのです。

その曇ったメガネのまま、家に帰れば家庭も曇って見え、仕事に行けば職場も曇って見えます。世界中が曇った状態です。

でも、同じ人でも、曇ったメガネを磨けば、世の中が明るく見えますね。それと同じで、美点を見るように意識すれば、全体

「美点発見」のしくみ③

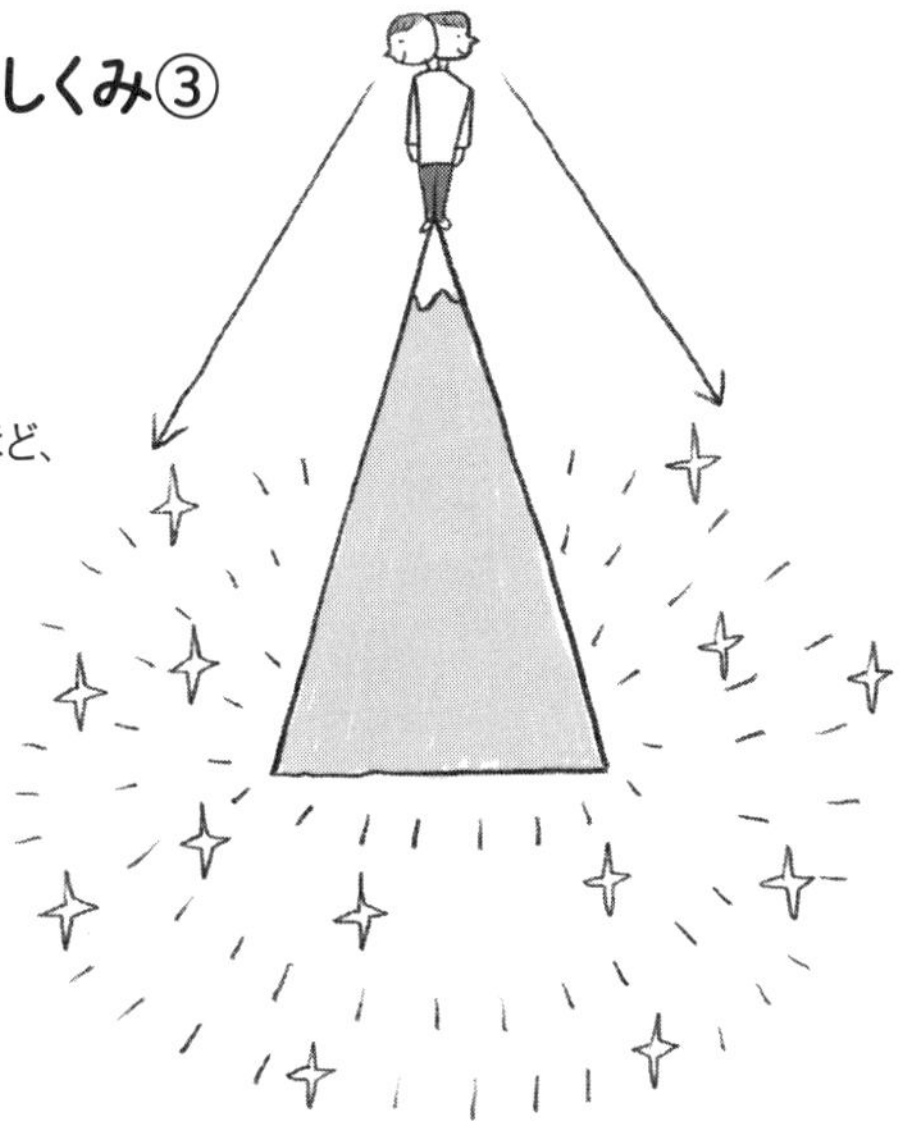

美点発見をすればするほど、
頂上が高くなり、
すべて美しく見える。

が美しく見えるようになるのです。

美点は見れば見るほど、どんどん世の中全体が美しく見えてきます。だから美点発見は、量やスピードが大切なのです。

美点を見るようになると、その人の表情や態度も変わってきます。

まず笑顔が出てきます。笑顔になると、ほかの人にも笑顔が移るので、周囲の雰囲気がよくなります。雰囲気がよくなれば、さらにその輪は大きく広がっていきます。

難しいことではありません。違うのは、あなたが頂上に立ったときに、美しいものを見るか、汚いものを見るか、それだけです。素晴らしい世界と、汚い世界があったら、あなたはどちらの世界を見たいですか。

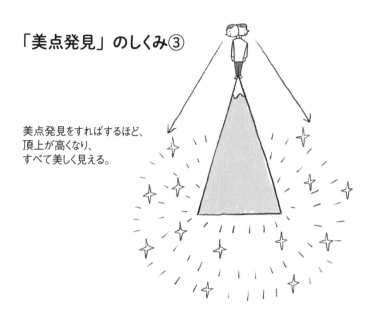

「頂上」と書きましたが、美しいものを見ようとすればするほど、その頂上が高くなります。立っている位置が高ければ高いほど、より広く、多くのものを見ることができます。

高層ビルにたとえてみましょう。50階のビルから見える世界と、10階のビルから見える世界、1階から見える世界は違いますね。視点が変われば見える世界が変わり、あなたの行動も変わります。高いところに行けば、それだけ広い世界が見えます。争い事や汚れた部分も小さくなり、見えなくなってしまいます（③）。

「美点発見」をしていくうちに、視点が変わっていき、世界が変わり、行動が変わるのは、こういう理由からです。

もちろんここまででも十分なのですが、もっといえば、誰もが完璧、満月であることを理解できれば、50階にいても、1階にいても、美点が見えるようになります。美点発見を続けていくうちに、

「誰1人として例外はなく、みんな美しい」

と思えるようになるのです。

そのときにはもう、何に悩んでいたのかも忘れてしまった自分がいることに気がつくでしょう。

ワーク3 「回復ノート」

最後にご紹介するワークが「回復ノート」です（フォーマットは106ページ）。

このワークは佐藤先生が50歳のとき、脳出血で倒れ、入院中に生まれたワークです。

左半身不随《ふずい》になり、医者に「一生寝たきりになるかもしれない」といわれたときは、さすがにショックを隠しきれなかったといいます。それでも、なんとか再起したいという思いから、この回復ノートが生まれたのです。

佐藤先生はお見舞いに来た人や看護師さんにまで、「どんなに小さなことでもいいですから、私の回復度合いを書いてください」といってノートを渡しました。

「まぶたが動くようになった」

「昨日より、手が少し動くようになった」

「顔色がよくなった」

など少しでも良くなったところを書いてもらい、夜それを1人で読んだそうです。

するとと少しずつですが、確実に回復していきました。

ベッドから起き上がれるようになり、立ち上がれるようになり、杖をついて歩けるようになり、やがて杖なしでも歩けるようになったのです。

今では左半身に麻痺《まひ》が残っているものの、元気に全国を飛び回るまでになっています。

病気が教えてくれること

生命には本来、正常に戻ろうとする力があります。

病気になるのには、原因があります。その原因を大きくとらえれば、過去の記憶と現在の環境（人間関係や食生活、仕事など）が影響しているといえるでしょう。それらが自然の法則に沿っていないために、体や心のバランスを崩してしまい、病気の原因をつくるのです。

体が求めていない食事ばかりとれば体は病気になり、心が求めていないことばかりすればストレスから病気になってしまいます。

もしあなたが体や心の病気になっていたとしたら、治すことを考えることも大切ですが、病気が伝えようとしているメッセージに耳を傾けてみることも大切なのではないでしょうか。

ひとたび病気になってしまうと、病人らしくふるまってしまう人がいます。

「うつ病」と診断されるとどこかホッとして、うつ病の人らしく過ごしてしまうのです。でも、それでは病気を受け入れてしまったことになります。

だからといって、病気に逆らって生きようとする必要はありません。

生命には元に戻ろうとする力があります。無理に病気に立ち向かおうとせずとも、もともと私たちの体のなかには、病気と闘う力があります。

病気を受け入れるのか、自分のなかにある力を信じて治るほうに向かうのか――2つに1つ、どちらを選ぶのかはあなた自身です。

こんなことを突然いわれても、「何をいっているんだ？」と不思議に思われるかもしれません。

そこで、この「回復ノート」の登場です。

回復ノートのワークをすることで、自分を大切にする気持ちが湧いてきます。人間に備わっている元に戻ろうとする力を改めて自覚することができるのです。

【回復ノートの書き方】

①昨日より少しでも「変化したところ」「よくなったところ」「進歩したところ」「違うところ」

などを発見し、記入します。
このとき、心（気分）と体（現象）に分けて書くのがポイントです。

〈記入例〉（心の変化）

不安や心配が少し減った
散歩をしていたら花がきれいだなと思った
夕飯がおいしくて嬉しかった

（体や現象の変化）

昨日より会話が多くなった
テレビが面白くて笑った
長い時間散歩できた

「自分自身」で発見したことを書きましょう。最初はなかなか書けないかもしれません。でも、発見したことはたった1つでも、どんな小さなことでもかまいません。毎日発見して書くことが大切です。

心の病があると、どうしても「昨日よりよくなっていることなんかない」と思ってしまいがちですが、「昨日よりよくなっている」という前提で書くことがポイントです。本当かどうか、事実かどうかは関係ありません。自分がそう思えればOKです。

そして発見できたものは、自分で素直に認めていきます。

②まわりの人からいわれた発見、誰かに何かをしてもらったこと、してもらってありがたかったことも記入します。

家族はもちろん、友人や知人からいわれたこと、してもらったことでもいいです。ノートに記入するときは、誰にしてもらったかわかるように、「○○さんから」と書きましょう。

〈記入例〉（母親が）好きな料理をつくってくれた

（友人のAさんから）今日のシャツ、似合っているねといわれた

（同僚のBさんが）心配をして声をかけてくれた

少しでも感謝を感じたこと、愛情を感じたことがあれば、発見し、記入していきましょう。

自分を認めることで、その通りになっていく

「美点発見」が、「相手の美点」を見つけるワークであるのに対して、「回復ノート」は、「自分の回復」を認めていくワークといえます。

嫌なところではなく美点を見つけていくのが「美点発見」ですが、「回復ノート」は「できない」ことではなく「できた」「できるようになった」ことに目を向けていくものです。自分を認めてあげることで、本当にその通りになっていきます。

「回復ノート」は、病気の人のためだけのワークではありません。

現在、心身ともに健康でとくに病気ではないという人や、自分は病気ではないがご家族が心や体の病を患っているという場合は、同じやり方で「進化ノート」をつけてみましょう。

進化ノートの内容は回復ノートと同じです。「回復した点」ではなく、昨日より今日、よくなったところ、進歩したところを書いていきます。つまり、少しでも「進化したと思う点」を発見し、

記入していきます。

ここでご紹介した3つのワークは、どのワークからやってもかまいません。また、すべてやる必要もありません。やりやすいものからやっていき、できるだけ日課にしていきましょう。毎日1つ、2つでもいいのでコツコツ続けていけば、大きな変化が実感できるようになるはずです。

3つのワークのベースにあるのが、「満月理論」です。

「完璧愛ポスト」は過去の出来事、「美点発見」は相手の現在の美点、「回復ノート」は現在とこれからの自分に対して書くワークですが、そこにはすべてが、人間は例外なく完璧な満月であるという前提があるのです。

ぜひ自分の力を信じて、実践してみてください。

完璧愛ポスト

出来事や変化

解消したいテーマを１つ、簡潔に書きましょう。
（例）うつになった

これでよかった

落ち着いた状態で、心の中で「完璧、完璧…」と唱えながら、出来事や変化に対しよかったと思うことを書き出しましょう（できるだけたくさん書くのがポイント）。

（例）人の気持ちがわかるようになった

愛の行動リスト

優先順位

今何をするべきかを書き出します。書き終わったら優先順位をつけ、優先度が高い順に実行に移していきましょう。

（例）夫婦の会話を増やす…優先順位１
今度の休日に子どもと遊ぶ…優先順位２
両親に電話して感謝の気持ちを伝える…優先順位３

コピーしてご使用ください。

美点発見

同じことを書いてもかまわないので、思いつくままにできるだけたくさん美点を書き出しましょう。

1		2		3		4		5	
6		7		8		9		10	
11		12		13		14		15	
16		17		18		19		20	
21		22		23		24		25	
26		27		28		29		30	
31		32		33		34		35	
36		37		38		39		40	
41		42		43		44		45	
46		47		48		49		50	
51		52		53		54		55	
56		57		58		59		60	
61		62		63		64		65	
66		67		68		69		70	
71		72		73		74		75	
76		77		78		79		80	
81		82		83		84		85	
86		87		88		89		90	
91		92		93		94		95	
96		97		98		99		100	

コピーしてご使用ください。

回復ノート

年　　月　　日（　　）

心・気分の変化の発見

（例）不安感がなくなり穏やかな気分でいる

体・現象の変化の発見

（例）昨日よりも顔色がいいといわれた（妻から）

愛と感謝の発見

（例）自分が好きなお菓子を買ってきてくれた（○○さんから）

「心・気分」と「体・現象」に分けて、昨日より少しでも変化したところ、よくなったところを発見して書き出しましょう。

昨日よりもよくなったという前提で変化を探していきます。

どんなに小さなものでも認め、ポジティブに書きましょう。

まわりの人に発見してもらったものも記入してＯＫ。その際は「○○さんから」と、発見してくれた人の名前も記入します。

コピーしてご使用ください。

3章

「うつ」が消えるノート

うつから抜け出した7人の「完璧愛ポスト」

言葉が心を変え、心が過去も未来も変えていく

ＹＳメソッドでは、書くことで本当の自分に気づくことを重視しています。この章では、実際にうつの症状が改善した人の体験談を紹介します。

クリニックにいらっしゃる患者さんには、前章で紹介したワークをやっていただいていますが、今回はそのなかでも「完璧愛ポスト」を例にしながら、患者さんがどのような経過をたどってうつを克服していったか、解説していきましょう。

準備ワークとしての「心のゴミ出し」、「美点発見」「回復ノート」ももちろん効果がありますが、「完璧愛ポスト」が一番効果を感じやすいため、たくさんのワークに取り組むのが難しいという人は、まずは「完璧愛ポスト」だけでもぜひ試してみていただきたいと思います。

ワークに取り組まれた方々に共通しているのは、うつになったことが、本当の自分に気づくきっかけになっているということです。そうしてみなさん、うつを克服していくとともに、今の自分を認め、過去の自分を肯定し、未来に向かって力強く歩き出していらっしゃいます。

また、前章でうつには親子関係が関わっていると述べましたが、自分の心を掘り下げていくワークに取り組むことで、親子関係を見つめ直し、険悪だった関係が180度変わってしまったという人も多いのです。

先に申し上げておきますが、これから紹介する7名の症例は、すべて本当に起こったことです。

その変化のあまりのすごさに、つくり話ではないかと誤解されることがありますが、どんなに重い症状に苦しんだ方でも、YSメソッドで寛解に向かったことが、おわかりいただけると思います。

※体験談はすべて実話ですが、プライバシー保護のため、仮名にしています。

ケース
1

親子関係のトラウマを乗り越え、やりたいことを発見

（浅井和弘さん・仮名／22歳）

18歳のときにアメリカに語学留学し、引き続きアメリカの大学進学に向けた準備をするために東京の実家に一時帰国したとき、体中がけいれんしたりしびれたりし、筋肉の脱力感もあったりして寝たきりになってしまいました。母は精神疾患を疑い、私を精神病院に入院させようとしたのですが、包丁を振り回して抵抗した私にびっくりした祖母が警察を呼び、保護された私は強制入院（措置入院）となりました。

当初、病院では統合失調症と診断され、そのあと、広汎性発達障害と診断されて退院しました。最終的にはその発達障害も否定され、結局日本の大学の経営学部に進学しました。

ところがそれから、強制入院させられたトラウマがずっと続き、とても苦しみました。強制入院になると、一生外に出られない人もいます。それを思い出すと突然涙が出たり、手が震えて起きることもできないのです。そんな状態で頭痛もひどくなり、大学の授業もまったく聞き取れませんでした。服用していた薬もやめましたが症状は変わらず、やっとの思いで見つけたのがＹＳこころのクリニックでした。

治療をはじめ、２日間の集中カリキュラムやワークを続けました。すると驚いたことに、トラウマがまったくなくなったのです。強制入院させられ青春を台無しにした母をずっと責めていましたが、そこには深い母の愛があったことに気がつきました。母のおかげ、そして病気になったおかげで精神医療の世界がわかった、断薬の離脱症状も経験できたのだと、感謝の涙が止まらなくなりました。

実は私は入院当時、心理士からは「一生働けない」といわれていました。でも、ＹＳメソッドを受けてからは体調があまりにもいいので、有名なラーメン店で働くことにしました。はじめてのアルバイトでしたが、いくら働いても疲れません。「私もこんなふうに働けるんだ！」とすごく嬉しかったです。あとからそのラーメン店の社長もＹＳメソッドを学んでいたと知り、深い縁を感じました。

こういった体験を経て、私は大阪にある福祉関係の大学に入り直しました。困っている人のそばに寄り添い、一緒に解決していく仕事がしたいと思うようになったからです。自分が本当にやりたいことが見つかって、そのために学べるのでとても楽しいです。もちろん、病が治って終わりではありません。私の人生は、これからが本番です！

ポスト

愛の行動リスト

	優先順位
・母に感謝のメールを送る。	1
・困っている人に声をかける。	2

今何をするべきかを書き出します。書き終わったら優先順位をつけ、優先度が高い順に実行に移していきましょう。

（例）夫婦の会話を増やす…優先順位1
今度の休日に子どもと遊ぶ…優先順位2
両親に電話して感謝の気持ちを伝える…優先順位3

出来事や変化

・強制入院がトラウマになり、心の病になった。

解消したいテーマを１つ、簡潔に書きましょう。

（例）うつになった

これでよかった

・深い母の愛がわかった。
・精神医療の世界を実際に見て、勉強になった。
・断薬の苦しさを経験できた。
・働けることの喜びを知った。
・自分が本当にやりたいことに気づいた。

落ち着いた状態で、心の中で「完璧、完璧…」と唱えながら、出来事や変化に対しよかったと思うことを書き出しましょう（できるだけたくさん書くのがポイント）。

（例）人の気持ちがわかるようになった

【解説】病が治っておしまいではない

精神病院に強制入院させられ、心理士から「一生働けない」といわれた浅井さん。誰が、彼がこんなに変化することを想像できたでしょうか。このような変化はクリニックでは決して珍しいことではありませんが、何より一番驚いたのは、近くで見ていたご家族であることは間違いありません。

包丁を振り回すなど、エピソードだけを聞くと驚くかもしれませんが、そのときのご家族としては入院させるしか選択肢がなかったのでしょう。本当はとても心が優しく素直な青年です。クリニックに通ううちに、彼の「本当の自分」である優しさや愛が出てきたのがよくわかりました。

浅井さんがクリニックに来たときは、うつ病で断薬をされ、漢方やヨガなどを試されていた頃でした。薬を飲んでいるだけの治療に限界を感じ、薬に頼らない方法を知って断薬をしたようですが、来院当時、薬の離脱症状に苦しまれていました。

体験談にあるように、母親に強制的に入院させられたことをずっとうらんでいました。退院したあともうつ病に苦しみ続けていたのです。

このように、クリニックにいらっしゃるきっかけはうつ病でも、話を聞くと親子関係にしこりを持っている方がたくさんいらっしゃいます。と同時に、ワークをはじめて一番最初に起こる変化が、「親の愛に気づけた」ということでもあります。

浅井さんの場合も、まず家族とぶつかるようになりました。これが、2章でお話しした「好転反応」です。

最初はお母さま、お姉さま、おばあさまとケンカをしていましたが、やがてケンカが減り、家族との距離がグッと近くなったそうです。

親の愛に気づくと、行動も変わってきます。浅井さんの場合は、それが顕著でした。

アルバイトではじめて働くということを経験。あとからアルバイト先の社長との深い縁まで知ることになります。YSメソッドを経験すると、このようなシンクロニシティー(共時性)があちこちで起こります。

生活が充実していくうちにどんどん自信をつけていき、福祉の大学に行きたいという気持ちが湧いてきました。

浅井さんは、うつ病の薬をやめられてから、患者さんに薬以外の方法についてアドバイスをしてくれる人がいないことに気がついたのです。そこで、自分も薬以外の方法を提案できるような仕事に就きたい、とおっしゃっていました。

自分の使命、ライフワークに気づかれたのです。

浅井さんの場合はまさに、「うつになってよかった」ことずくめです。

うつのおかげで母親へのうらみが消え、家族関係が改善し、うつのおかげで自分のやりたいことにも気がついた。精神医療の世界を知ることができ、自分が入院したことで、強制入院している人の現状や、実態を知ることができた。薬を飲むことの苦しさ、断薬の離脱症状も知った。

すべて「これでよかった」としか思えなくなったのです。

通常、病気が治れば、それだけでも「よかったね」、となるのでしょう。でも、人生はまだ続きます。浅井さん自身も書かれていますが、うつ病が治って、それで終わりではないのです。本当の自分に気づき、自分が完全で完璧だと気づくと、将来の夢や人生の方向まで変わってきます。

ちなみに、うつ病で病院通いをしていると、次から次へと薬が追加されることはよくあります。私はこの状況も、「満月理論」で解決できると思っています。

医者は、患者さんを「不完全な三日月」と見ているから、次から次へと薬をプラスしているわけです。どんな人も完全・完璧な満月だという前提で見れば、薬だけで患者さんを変えようとする行為はできなくなります。薬を処方する場合でも、本当に必要な薬を最小限処方すればいいのです。

浅井さんだけでなく、YSメソッドでは、2日間の集中カリキュラムのあとに、家では「完璧愛ポスト」をはじめとした書くワークをしてもらいます。それでほとんどのうつ病の方は1週間ほどで寛解してしまいます。治療に携わっている私自身も、信じられないようなことです。

もちろん、寛解までのスピードは人それぞれです。現在の状況や性格にもよるでしょう。でも、10年うつ病に苦しんできた人だから、寛解まで時間がかかるということはありません。長く苦しんだ人も、1年苦しんだ人も、寛解までの速さに大差はほとんどありません。

YSメソッドでは、私が医師として診てきたなかでも、世界中にないほどの驚くような事例が当たり前のようにあります。

しかも、病気を治して終わりにせず、その先の明るい人生まで見えてくるのです。

ケース
2

両親に愛されず、娘まで失った苦しみから解放された

（関口千香子さん・仮名／68歳）

母が私を妊娠中、父にとって私はいらない存在だったようで、私を養女に出す話が出ていたそうです。結局、母や親戚の猛反対で養女に出す話はなくなったものの、両親は不仲になり、離婚。その後、母は再婚しましたが、ある日「あなたがいるから幸せになれない」と私に叫んだのです。そのことが、父から「いらない」といわれたこと以上に私を傷つけましたが、母と共に生きるしかなく、これまで生きてきました。

結婚に「幸せ」のイメージを持てないままに結婚をし、2人の娘を授かりました。ところが長女は3年前、自ら命を絶ちました。家業の跡取り娘だったので、これからどうなるのかと思っていた矢先のことでした。

親との縁も薄く、娘も失ってしまった私。もうどうしていいかわからず、今度は私がいつ死ぬかわからないと、夫も私から目が離せない状態が2年くらい続いたでしょうか。心療内科でうつ病と診断され、薬も服用していましたが、何かが違うと思っていた頃、インターネットで出会ったのがYSこころのクリニックでした。

徹底して自分と対面するプログラムを受けるなかで、私は少しずつ気づきはじめました。この人生で68年間、生きている実感もなかった私が、壮大な愛と深い感謝に気づいたのです。娘が肉体を捨ててまで私に気づかせてくれたこと、それは私のなかに娘が生きていること、「本当の自分」の素晴らしさでした。幸せが感じられなかった結婚生活も、実は夫は徹底して私を支えてくれ、一度たりとも手を離さずにいてくれたのだということに気づきました。まさに目が覚める思いでした。

両親との関係についてもそうです。母や父からの愛情が薄かったことは、必ずしも重要なことではないとはっきりわかりました。

愛とはそんなちっぽけなものではなくて、もっと壮大なものだと気づかされました。そのときのことを今思い出すと、天地がひっくり返るほどの変化がわかります。心の底から感謝の思いでいっぱいになったとき、うつが消えていました。

本当に死ななくてよかった、生きてきてよかった！　生かされていると実感できた私は、この先どのようにこの恩を返していけばいいのか、考えています。長かった苦しみを超え、今その気持ちにやっとたどり着くことができました。

ポスト

愛の行動リスト

	優先順位
・天国にいる娘に「ありがとう」を伝える。	1
・夫が好きな料理を、心を込めてつくる。	2
・「本当のこととは何？」と思って生きてきたが、すべては壮大なる愛だったと強くわかったので、悩んでいる人に伝えていく。	3

今何をするべきかを書き出します。書き終わったら優先順位をつけ、優先度が高い順に実行に移していきましょう。

（例）夫婦の会話を増やす…優先順位１
今度の休日に子どもと遊ぶ…優先順位２
両親に電話して感謝の気持ちを伝える…優先順位３

出来事や変化

・両親に愛されていない。

解消したいテーマを１つ、簡潔に書きましょう。

（例）うつになった

これでよかった

・生かされていると実感できた。
・娘の死や両親との関係を通して、
壮大な愛に気づけた。
・夫がずっと支えてくれていたことがわかった。
・感謝の思いを持つことで、うつを克服できた。

落ち着いた状態で、心の中で「完璧、完璧…」と唱えながら、出来事や変化に対しよかったと思うことを書き出しましょう（できるだけたくさん書くのがポイント）。

（例）人の気持ちがわかるようになった

【解説】 壮大な愛に気づけばうつも消えていく

関口さんも、幼い頃から父親・母親との関係に苦しめられてきた方です。

でも体験談を読むとわかるように、「両親からの愛情が薄かったのは、必ずしも重要なことではなかった」というほどまでに変化されています。

幼い頃に父親から「いらない存在」とされ、再婚した母親からは「あなたがいるから幸せになれない」といわれ……普通に考えたら、いくら年月が経過したとしても、とても親に感謝をできるような心境にはなれないでしょう。

子どもから見たら、

「親は私を邪魔な存在だと思っている」

「私を切り離そうとしている」

と思うような状況です。

「なんて冷たい、非情な親だろう」と多くの人が感じることでしょう。もしかしたら、この本を読んでいるみなさんのなかにも、同じようなことで苦しんでいる方がいるかもしれません。

でもこう考えたらどうでしょうか。

親が子育てをする最大の目的は、「自立させること」です。

子どもを手放し、独立させて、1人で立って歩けるようにしてあげることです。

「獅子《しし》の子落とし」という言葉があります。獅子は我が子をあえて崖から突き落とすといいますが、これは生まれたばかりの子を深い谷に落とし、這い上がって来た生命力の強い子だけを育てるという言い伝えによるものです。

それが転じて、現在では愛する我が子にあえて試練を与え、成長させようとすることを指しますが、本当の愛情がなければ決してできないことなのです。

例えば、いつも親がそばにいて「かわいい、かわいい」と愛情を与え、なんでもやってあげる――それも愛情の形だという人もいるかもしれません。でも、その愛情表現は非常に簡単ですね。

ところが、わざと厳しく接して、子どもの自立を促すことは、非常に難しい愛の表現の仕方です。

実は、それこそが親の最高の愛なのです。

どちらがよい悪い、どちらでなければいけないということではありません。親は時として子どもを守るべきときと突き放すべきときがあります。これを自由自在に使いこなせるのが本当の愛の表現方法なのではないでしょうか。

関口さんは、「壮大な愛に気がついた」といっています。

さまざまなプログラムやワークを通じて大きな愛を自覚できたから、突き放されようが、抱きしめられようが、そんなことはどちらでもいいのだと、心から納得できたのでしょう。それが「愛とはそんなちっぽけなものではない」という言葉にあらわされている気がします。関口さんにとっての愛は、とてつもなく自由なのです。

親からの愛情を感じられずに育ち、大切な娘さんは自殺され……本当にいつ関口さん自身が命を絶ってもおかしくない状況だったでしょう。

自分を責め続けているなか、変わられて、「娘が私を導いてくれた」と実感できたのです。

ご主人との関係も同じです。

ご両親との関係や娘さんとのことで、きっと今までご主人の愛情を感じる余裕もなかったのでしょう。

でも、クリニックに来られて大きく変わりました。

ご主人はどんなに関口さんが苦しかったときも、いつもそばにいてくれたこと、手を離さずにつかみ続けていてくれたことに気づかれました。

「最高の夫だった」と気づいたのです。それは、とても深い愛だった、今まで自分は軽く考えていたということに気づき、ご主人にただただ感謝できるようになったのです。

両親のこと、娘さんのこと、過去のマイナスに思っていた記憶がすべてガラリと変わってしまいました。過去を変えられたのです。これは、関口さんにとって天と地がひっくり返るような大きな変化だったのです。

死のうと思っていたことが嘘のようだとおっしゃる関口さん。

今では生きていることの本当の喜び、生かされていることの喜びを感じて、いきいきと過ごされています。

ケース
3

夫の不倫を通して気づいた「本当の自分」

（滝川美紀さん・仮名／50歳）

夫の不倫に気づいたのは、今から4年前のことでした。夫が20年間にもわたり、複数の不倫をしていたことが相手の女性からのメールで発覚したのです。夫に問いただすと逆ギレされ暴力を振るわれ、私の心と体はボロボロになりました。

職場では笑顔でふるまっていましたが、1人になると涙が止まらず、職場の建物から飛び降りて死んでしまいたいと思っていました。

そのさらに4年前、私は妹をうつ病で亡くしています。薬の大量服用が原因でした。私のうつ病に対する理解が足りなかったから、妹を失ってしまった——今ここで私が飛び降りてしまったら、両親は生きていけなくなるでしょう。だから「今日だけは頑張ろう」「今日だけは頑張ろう」と毎日思って仕事をしていました。

なんとか元気を取り戻そうと、いろいろな病院にも通いました。夫とは家庭内別居になり、食事も別々。その後、夫は3カ月間家を空けました。

心療内科に通いはじめましたが、医師といくら面談をしても心にぽっかりと空いた大きな穴を埋めることはできません。「ああ、またダメだ」と思いながら、6箇所もの病院にお世話になり、2年が過ぎました。

そんなとき、友人からYSこころのクリニックのことを聞いて受診したのです。

それからは、時間が許す限りクリニックに通いました。ワークのなかで効果的だったのが「完璧愛ポスト」です。最初は夫に20年間裏切られていたことが、「よかった」とはとても思えず、書けることが何もありませんでした。でも何度もワークを重ねているうちに、「よかった」ことがどんどん出るようになってきました。そのとき一緒にいたカウンセラーさんが、「滝川さん、こんなに書き出せて素晴らしいですね。私、感動しました」と泣いてくださったのです。そこまで私を認めてくれた方に出会えたことが、私の大きな喜びと自信につながりました。

それまで、投げ出したいと思っていた自分の人生が、実は素晴らしいものだったと気づかせていただきました。そうしているうちに3カ月後には、うつ病が解消されていました。

YSメソッドで「本当の自分」で生きる大切さに気づき、それは夫のおかげだと感謝できるまでに変わりました。本当に多くの方に手を差しのべていただき、感謝の気持ちでいっぱいです。

ポスト

愛の行動リスト

	優先順位
・夫に感謝の気持ちを伝える。	1
・うつが治った体験を多くの人に伝えるため、心の変化、体の変化を日記に書く。	2
・お役に立てることは率先して行動する。	3
例）自分のよいと思う本を人にプレゼントする。 体験談を話す機会があったら、積極的に話す。 いいと思うことをＳＮＳなどで発信する。	

今何をするべきかを書き出します。書き終わったら優先順位をつけ、優先度が高い順に実行に移していきましょう。

（例）夫婦の会話を増やす…優先順位１
今度の休日に子どもと遊ぶ…優先順位２
両親に電話して感謝の気持ちを伝える…優先順位３

出来事や変化

・夫に20年間、裏切られていた。

解消したいテーマを1つ、簡潔に書きましょう。

（例）うつになった

これでよかった

・自分の人生が素晴らしいものだったとわかった。
・自分を認めてくれる人、
　支えてくれる人に出会えた。
・「本当の自分」に気づくことができた。
・不倫で裏切られた人の痛みがわかった。

落ち着いた状態で、心の中で「完璧、完璧…」と唱えながら、出来事や変化に対しよかったと思うことを書き出しましょう（できるだけたくさん書くのがポイント）。

（例）人の気持ちがわかるようになった

【解説】「完璧愛ポスト」で、感謝の思いで送る人生に変わった

実は滝川さんは、私が以前勤めていたクリニックに数回患者さんとして受診されていました。しばらくして来られなくなり、縁あってYSこころのクリニックで再会したというわけです。うつ病が寛解され、以前とは別の人のように変わられていました。

20年間もご主人に裏切られていたとわかったら、普通は離婚を考えるのかもしれません。しかし、結果からいいますと、滝川さんはご主人と離婚せず、現在も一緒に暮らしていらっしゃいます。それどころか、ご主人に感謝の気持ちを持たれるまでになりました。

こういったことが今、精神医療の現場で実際に起こっているのですから、本当にすごいことだと思います。滝川さんご自身が、本当の自分に気づいたからこそ、実現できたのです。

佐藤先生が、パートナーに不倫や浮気をされて悩んでいる方によくいうのは、「あなたは〝裏切られた〟と思っているけれど、心の目で見ると、〝どちらが先に裏切っているかわからない〟」ということです。

誤解を恐れずにいえば、浮気をしたほうだけが悪いのではなく、浮気をされたほうもパートナーを裏切っている場合がある、ということです。どういうことかというと、結婚前は素敵な女性（あるいは男性）だと思っていたのに、結婚してしばらくしたらガラッと変わってしまった。これは男性（あるいは女性）からしてみたら裏切りの1つともいえます。

もちろん今回のケースがそうだといっているわけではありません。あくまでも一般論だということをお断りしておきます。

「裏切られた」という思いは、相手を自分の所有物だと思っていることから生じます。

これは親子関係で考えるとわかりやすいのですが、子どもを自分の思い通りにしたいと思っている親は多いものです。子どもが少しでも反抗したり、違う道に進もうとすると、親子でもめることは、よくありますね。でも子どもは親の所有物ではありません。

子どもは天からの授かりものといいます。子どもを育てさせてもらっているという気持ちがあれば、親子関係は良好になります。

夫婦関係もこれとよく似ています。本来、「裏切った」も「裏切られた」もないのです。

また、夫に暴力を振るわれている人の場合についても同じように考えることができます。

暴力を振るうということは、非常にわかりやすい、目に見える「現象」です。だから、明らかに暴力を振るったほうが悪く見えます。

しかし、なかには、暴力を振るわせるほど相手を追い詰めてしまったという場合もあります。本当に殴らざるを得ないところまで相手を追い詰めてしまうケースです。

暴力や浮気など、現象としてわかりやすくあらわれる前に、必ず「心」の問題が隠れていて、それが引き金になっている可能性があるということです。

さて、滝川さんの場合は「完璧愛ポスト」のワークが功を奏した素晴らしいケースです。

滝川さんはうつに悩まされ、あらゆる病院、あらゆるセミナーなどに行かれては「これではない」とがっかりする、ということを繰り返されてきました。

その後、YSメソッドに出会ったことで、結果として「うつになってよかった」ということになります。

滝川さんは「完璧愛ポスト」のワークをやろうとしたとき、最初は「夫に裏切られたこと」と出来事を書いても、「これでよかった」ことが何1つ思い浮かばず、まったく書けなかったといっています。

普通に考えたら当然のことです。当時はよかったと思えることなど、1つもなかったでしょう。読者の方のなかにも、「よかった」ことが何1つ出てこないという方がいるかもしれません。

でも、滝川さんのように時間がかかってもいいですし、最初は1つだけでもいいので、少しずつワークを重ねていってください。必ず「よかった」ことが出てくるようになってきます。

最初は心にもないことを書いてもかまいません。

言葉は力を持っています。まずは言葉で書くことが大切です。書いていくうちに、自分のなかに、本当に言葉で書いたような「よかった」という気持ちがあったことに気づきます。

滝川さんの場合は、うつになったおかげで、両親に愛されていることを知った。そして亡くなった妹さんにも見守られていることがわかった。うつ病になったおかげでクリニックのスタッフをはじめ、多くの人に支えられ、助けてもらっていることに気づいた――すべて病気にならなければ得られなかった感情でしょう。

感謝の思いで人生を送る限り、明るい未来が続くことでしょう。

ケース4

友人の些細なひと言で傷ついた心を取り戻した

（牧原志乃さん・仮名／34歳）

活発で明るかった私が変わったのは、小学校高学年の頃。優等生ぶっていた私は、「威張るなよ」と同級生の男の子にいわれてから人の目を気にするようになりました。その後、高校では劣等感に悩まされ、校舎の４階から飛び降りてしまいました。それが腕の骨折だけで済んだのは奇跡です。

うつ病になったのは、結婚後のことでした。家事の負担が思ったより大きく、やりがいを持って続けていた仕事も手を抜けず、気づいたら恐怖で会社に行けなくなってしまいました。通勤途中にある交差点に飛び込んでしまいそうになり、自分でも「これはまずい」とわかりました。結局仕事を続けることができず、退職。１人で家にいると不安になり、包丁でお腹を切ることもあり、さらに落ち込みました。１時間程度で行ける実家に通いはじめてみたのですが、夫に私が仕事もせずに実家に通うことを責められて……。

病院で薬を処方してもらうことは、最初から考えていませんでした。ある精神科で、若いのに自分で歩けない患者さんがロビーに何人もいたのを見て怖くなり、ネットで見つけたのがYSこころのクリニックでした。治療で思い出したのは、両親や祖父母から感じた愛がたくさんあったことでした。ありがたいと同時に申し訳ないという気持ちもあり、涙が出ました。そして自分のなかにも愛があり、自分で治していけるのではないかと思いました。私の場合は、かつて自死の衝動がありましたが、原因はわからず、病状は一進一退。でも徐々に元気になっていくと同時に、無理をしていた自分を見つけることができました。自分の心と体の「無理をしなくていいんだよ」という思いに正直になっていいと思えたのです。

そして不思議なことに、夫や家族への感謝に目を向けたとき、すでにうつ症状を脱していたことに気がつきました。うつ病は体の病気でもあると思います。体が疲れていると、その体に引っ張られ、心も落ち込みます。でも、よくなるのも一緒なのでしょう。心がよくなると体がついていく――いいスパイラルで治っていきました。

それからの私は仕事もはじめることができて、さらには以前から夫の夢だったオーストラリアへの移住を果たしました。これからは、うつ病になっても別れずにいてくれた夫を大事にして、自分が体験したことをムダにせず、苦しんでいる人に伝えていけたらと思っています。

うつは、いつまで苦しみが続くのかわからないのがつらいですよね。だから私は「治ります」と伝えたいです。いきなりではなくても、だんだんとよくなりますから。

ポスト

愛の行動リスト

	優先順位
・夫を大事にして、夫の夢を応援する。	1
・両親に電話をして、 感謝の気持ちを伝える。	2
・うつに悩んでいる人の力になる。	5
・マッサージを受けて、体を休める。	4
・緑の多い公園など、 気分がよくなる場所に行く。	3
・自分のよいところを 書けるだけ書き出す。	6
・自分が幸せだと思うところを 書けるだけ書き出す。	7

今何をするべきかを書き出します。書き終わったら優先順位をつけ、優先度が高い順に実行に移していきましょう。

（例）夫婦の会話を増やす…優先順位１
今度の休日に子どもと遊ぶ…優先順位２
両親に電話して感謝の気持ちを伝える…優先順位３

出来事や変化

・うつになり、仕事を退職した。

解消したいテーマを1つ、簡潔に書きましょう。

（例）うつになった

これでよかった

・両親や祖父母から愛を受けていたことを思い出せた。
・自分のなかに愛があることに気づけた。
・心だけでなく体も無理していたことがわかり、自分を大切にしようと思えた。
・夫に支えられていたことに気づいた。

落ち着いた状態で、心の中で「完璧、完璧…」と唱えながら、出来事や変化に対しよかったと思うことを書き出しましょう（できるだけたくさん書くのがポイント）。

（例）人の気持ちがわかるようになった

【解説】原因不明の落ち込みも気づいたら解決

実は牧原さんも、前に勤めていたクリニックで半年ほど診させていただいていました。当時は症状が一進一退を繰り返し、なかなかうつが改善しなかったのですが、偶然にもYSころのクリニックが主催する医療研究会で自らの体験談を発表している牧原さんに再会したときは、正直びっくりしました。

なぜなら、いつもうつむいてブルブル震えていた方が、「先生、うつが寛解しました」と笑顔でいっているのですから。ここでも私自身が、YSメソッドの効果のすごさを目の当たりにしたことになります。

こんな言い方をしたらお叱りを受けるかもしれませんが、某ダイエットジムのCMの「ビフォー・アフター」を見ているようでした。あまりにも以前と印象が違うので、最初は牧原さんだとは気がつかなかったくらいです。

ダイエットは体の変化ですが、YSメソッドは心の変化の「ビフォー・アフター」がすごいのです。

心の変化は、体の変化のように目に見えないですし、残念ながらビジュアルで紹介はできませんが、私は牧原さんの「ビフォー」の状態をよく知っているだけに、本当に驚きました。

私が牧原さんに再会したのは、すっかり元気になられた「アフター」の状態だったので、あとでクリニックのスタッフに治療の経過を聞きました。それによると、最初は時間がかかったものの、あるとき本当に突き抜けるように変化をされて、夫や家族への感謝があふれ、グンと改善されたということでした。

小学校時代に同級生の男の子からいわれた何気ないひと言で落ち込んだり、高校時代に校舎から飛び降りたりしたことも、根本的なところは原因不明だったようです。

牧原さんは高校時代、いわゆる進学校に通っており、3年生になって進路に悩み、この先の人生を考えなければならない状況でどんどん落ち込んで、現実感がなくなってしまい、気がついたら飛び降りていたというのです。

うつ病が発症したのは結婚後ですが、この高校時代の落ち込みは、何も解決しないまま何となく治ってしまいました。つまり、何も根本解決をしないままだったというわけです。

その後、うつ病になることで、もう一度自分と向き合うことになります。

新婚ホヤホヤで幸せなはずなのに、仕事と家事の重圧からうつを発症。気持ちが不安定になり、真面目に取り組んでいた仕事も退職。ご主人との関係もギクシャクしてしまいます。

牧原さんが仕事をせず、実家に通うことも責めるご主人。その話を以前のクリニックで聞いた私は、「ご主人と適度な距離をとっていったほうがいいのでは？」と提案していましたが、関係は改善せず、うつ病も改善しないまま。

ところが今のクリニックに来てから、みるみる変わっていかれました。

まず治療で思い出したのがご両親や祖父母のこと。これはワークをしていると誰にでも本当によくあることで、悩んでいる「出来事」はまったく別のことなのに、なぜかご両親に対する思いが出てくるのです。

治療のなかでご両親や祖父母にたくさん愛されていたことに気づくということは、一般的なうつ病の治療ではあり得ないことです。ご本人すら忘れている潜在的な記憶、過去の深い記憶が出てくるからなのですが、この現象はＹＳメソッドならではだと思います。

そして牧原さんは、自分の心と体に対して、無理をしていたこと、そして、もう無理をしないでいいんだと気づきます。本当の自分と向き合えたことで、心の底から正直になれたのです。

「体験したことをムダにせず、苦しんでいる人に伝えていけたら」

このようにいっている牧原さん。体と心の調子がよくなり、どんどん元気になっていったからこそ、人のことを考えられる余裕が出てきたのです。

何気ない言葉ですが、これはすごいことです。

普通、うつ病で苦しんでいる人は、自分のことで精一杯。人のために、などとはとても思えない状態です。

このようにYSメソッドでワークを続けていくと、自然に自分の心のなかから、人の役に立ちたい、人のためになりたいという気持ちが出てくることがよくあります。

牧原さんは、結果的にうつ病になったおかげで、小学校時代から続いていた原因不明の落ち込みが、根本的な解決につながりました。

そして今では、ご主人ともラブラブだそうです。

ケース5

仕事のストレスから発症したうつが教えてくれたこと

（谷本聡志さん・仮名／49歳）

私がうつ病に気がついたのは、中堅の機械メーカーに転職して3年目のこと。会社で花形の仕事を任されていたからか、周囲からやっかまれているような雰囲気のなかで仕事をしていました。だんだん気分が塞ぐようになり、感情がなくなって、頑張ろうにも体がだるくて動きません。それは、まるで自分が鉄の塊になったようでした。食欲もなく、吐き気に襲われ、心療内科を受診しても「薬を出しましょう」で終わり。真面目に薬を飲み続けましたが、さらに体は動かず、思考は停止しました。

その後、転職をしたり起業塾に行ったりするなかで、うつ病は一進一退を繰り返しました。妻にも心の苦しみを理解してもらえず、いっそ新幹線のホームから飛び込もうかと思うほど、追い詰められたこともありました。

そんなとき、通っていた整体院で紹介されたのがYSメソッドの本でした。読みはじめたところ深い感銘を受け、クリニックを受診。これまでの治療法とはまったく別物で、大きな衝撃を受けました。心を許して通院できましたし、方法論が緻密で、まったくムダがなく、ワークを終えるたびに、とても充実した気持ちで帰ることができました。

すごいと思ったのは、両親、とくに父親とのわだかまりが解け、感謝の気持ちが心から湧いてきたことです。幼い頃、父は平日はほとんど家におらず、家にいるときは怒鳴られ、殴られた記憶しかなかったのです。ワークに取り組んだとき、そんな父に対して深い感謝の心が出てきました。本当に涙が涸《か》れるほど泣き、感情をあらわすことができ、それが心にいい作用を与えたのだと思います。

今では父に会うたびに愛《いと》おしくて仕方がなく、父もよく笑うようになりました。まさに価値観も現象も180度転換してしまいました。それとともに、うつだった頃の記憶も消え、心が軽くなりました。

あっという間にうつが消えたこの事実は、自分でも驚くしかありません。今では職場の人間関係も改善し、仕事も順調です。周囲からは若返ったといわれ、また妻との関係も非常によくなって、充実した生活を送れるようになりました。

本当に、このYSメソッドに取り組む前とあとでは、別の人生を送っているような感じです。

ポスト

愛の行動リスト

	優先順位
・父親に親孝行をする。	2
・職場の仲間を大事にする。	3
・妻に感謝の気持ちを伝える。	1

今何をするべきかを書き出します。書き終わったら優先順位をつけ、優先度が高い順に実行に移していきましょう。

（例）夫婦の会話を増やす…優先順位１
今度の休日に子どもと遊ぶ…優先順位２
両親に電話して感謝の気持ちを伝える…優先順位３

出来事や変化

・仕事のストレスからうつになった。

解消したいテーマを１つ、簡潔に書きましょう。

（例）うつになった

これでよかった

・親へのわだかまりが感謝の気持ちに変わった。
・父と仲良く笑い合えるようになった。
・職場の人間関係が改善した。
・仕事でも成果を上げられるようになった。
・若返ったといわれるようになった。
・前よりも夫婦関係がよくなった。

落ち着いた状態で、心の中で「完璧、完璧…」と唱えながら、出来事や変化に対しよかったと思うことを書き出しましょう（できるだけたくさん書くのがポイント）。

（例）人の気持ちがわかるようになった

【解説】過去と今の記憶が同時に変わり、別の人生を歩みはじめた

職場の人間関係からうつになった谷本さん。でも体験談を読むと、実はその根本原因は自分の親にあったことがわかります。

1章で、うつには根本原因と環境原因があるとお話ししましたが、谷本さんの場合、根本原因は親との関係、環境原因が職場の人間関係だといえるでしょう。

仕事ができる方だっただけに、同僚からのやっかみがあったということですが、職場での人間関係がギクシャクしたのをきっかけに、落ち込んでいったのです。しかしそれはきっかけに過ぎず、根本原因は親とのわだかまりにあった。そこを解決しなければ、本当の意味でのうつの改善にはつながりません。

ほかの心療内科や精神科では、根本原因にまで触れることはまずないでしょう。話を聞いてもらったり、環境を変えるために転職するなどして、一時的によくなることはあると思いますが、谷本さんの症状は一進一退を繰り返していました。

ワークを続けていくなかで、ご両親、とくに父親に対する感謝の気持ちが湧いてきたという谷本さん。幼い頃から、父親が家にいるときは怒鳴られ、殴られた記憶しかなかったということでしたが、普通だったら感謝の気持ちが湧いてくることはあり得ないでしょう。

「完璧愛ポスト」などのワークをすることで、そのつらい思い出したくない過去の記憶が変わったのです。どう変わったかというと、まさに180度ひっくり返りました。

父親に怒鳴られ、殴られたのは、それだけ自分のことを真剣に愛してくれていたからだと気がついたのです。

谷本さん自身も自覚をしていなかったと思いますが、おそらく、ずっと父親から愛されていなかったという思いが強かったのでしょう。

根本原因がひっくり返ったとき、うつだった記憶さえ消えてしまいました。それと同時に、環境原因も同時に変わったのです。

つまり、「過去」と「今」が同時に変わったことになります。それもあっという間に。

父への愛情が芽生え、職場の人間関係が改善し、仕事もバリバリこなし、周囲からは若返ったといわれ、奥様との関係も良好――何もかもが好転してしまいました。

谷本さんは今、うつだった頃とは別の人生を歩みはじめています。

ケース
6

将来の不安、自責の念が消えてなくなった

（坂本敬一さん／仮名・59歳）

私が小学校5年生のとき、母は私の短気を直そうと、私を連れてある宗教に入りました。その教えがずっと私のなかにあり、公務員となって家庭を持ったあとも妻に自分の価値観を押しつけていました。3人の子どもたちにも嫌な思いをさせていたのでしょう。長男と次男は高校に行かなくなった時期もありました。相変わらず短気は直らず仕事優先で、父親としての役目を果たせていなかったと思います。そんななか、気づけば宗教もやめていました。

不調のはじまりは仕事での失敗でした。その失敗で2日間、一睡もせず自分を責め続けました。そして、定年まで1年を残して退職。勤め上げれば再任用もあるにもかかわらずやめる決断をしたことをとても悔やみました。

息子2人は定職に就かず、幼少の頃の後遺症を引きずっているかのようで、余計に自分を責めました。

退職後、私は子どもの関係で妻を残し上京しましたが、気持ちが改善することはありませんでした。自分を責める悪夢で目覚める日が続き、寝ることが恐怖となり死にたくなるのです。

両親は不慮の事故ですでに亡くなっていましたが、それさえ信仰を一生懸命しなかった自分の責任と思うようになっていました。苦しみを妻に打ち明けようと電話しても5分と続かず、解決にはなりません。

そんなときに見つけたのがYSこころのクリニックです。うつが消えたのを実感したのは、母との思い出についてのワークを進めていたときです。あまりにも深い母からの愛がはっきり見えて、全身が打ち震え、涙が止まらなくなりました。母は信仰が重要なのではなく、ただ私に「よくなってほしい」という切なる願いがあっただけだったとわかりました。同時に自責の念がポロポロと消えていき、このまま死んだのでは亡くなった両親に申し訳ないという思いが心の底から出てきました。そのときには不安な気持ちも消えていました。

嬉しくて、妻と電話で涙まじりに40分ほど話をしました。妻は私の変化に驚き、すぐにYSメソッドを受けてくれました。気づけば私の短気もなくなっていました。

今まで息子たちをダメにしてしまったと思っていましたが、これで子どもたちの将来が開けるという喜びになりました。これも母の本当の気持に気づけたおかげです。これからは言葉を伝え、行動で示し続けようと強く思っています。

ポスト

愛の行動リスト

	優先順位
・まわりの人に感謝の思いを伝える。	1
・まわりの人に喜んでもらえることを話す。	2
・聞いたことを行動に移す。	4
・自分の価値観を人に押しつけない。	3

今何をするべきかを書き出します。書き終わったら優先順位をつけ、優先度が高い順に実行に移していきましょう。

（例）夫婦の会話を増やす…優先順位１
今度の休日に子どもと遊ぶ…優先順位２
両親に電話して感謝の気持ちを伝える…優先順位３

出来事や変化

・うつで仕事をやめた。

解消したいテーマを１つ、簡潔に書きましょう。

（例）うつになった

これでよかった

・母の愛情に気づけた。
・妻と会話が続かなかったが、会話が増えた。
・短気な性格が変わった。
・家族に対する自責の念がなくなった。
・未来に希望が持てた。
・不安がなくなり、うつがよくなった。

落ち着いた状態で、心の中で「完璧、完璧…」と唱えながら、出来事や変化に対しよかったと思うことを書き出しましょう（できるだけたくさん書くのがポイント）。

（例）人の気持ちがわかるようになった

【解説】自分を責める気持ちから解放された

坂本さんがうつになったきっかけは仕事の失敗と、仕事をやめてしまったことによる経済的な不安です。

ただその前に、宗教の教えが価値観としてあったと話しています。

私は無宗教ですし、宗教を否定する立場でもありませんが、宗教は、その教えがいいものであればあるほど、人を苦しめてしまうことがあります。その教えの通りにできない自分を責めてしまうからです。

また、いい教えを教われば教わるほど、今度はその価値観で家族や周囲の人を裁いてしまうこともあります。坂本さんの場合は、奥様に対して、「妻とはこうあるべき」という価値観を大声を張り上げて押しつけていました。その結果、夫婦関係までうまくいかなくなってしまいました。

宗教や道徳や倫理というものは、本当に難しいものです。理想通りにふるまえない自分に対して、自責の念を持つとうつ病になり、人を責めると人間関係が悪くなります。そして人間関係が悪くなると、また自分を責めるという悪循環に陥ります。

「完璧愛ポスト」のワークをおこなうと、多くの人は親や家族に対する感謝の気持ちがあふれてきます。「本当の自分」に気づき、滂沱《ぼうだ》の涙を流します。

たまにあることですが、何も予備知識がない状態で、「本当の自分」などと聞くと、なかにはYSメソッドを宗教のようなものだととらえる方もいらっしゃいます。

しかし、それはまったく違います。YSメソッドは、宗教とは正反対のアプローチをしています。

例えば「あらゆることに感謝をして生きなさい」「親にも感謝しなさい」という教えがあるとします。一般的にも「親には感謝しなさい」とは、よくいわれることですね。でも、過去の記憶などが邪魔をして、親に感謝できない人はたくさんいます。

ここまでの症例で紹介した方々を見ても、うつ病の本当の原因が親との関係にあった人が大勢いることは、おわかりいただけると思います。親から受けた身体的・精神的な傷が癒えないまま大人になり、「親に感謝しなさい」といわれても、頭ではわかっていてもなかなかできないのが本音でしょう。

感謝したくてもできないから苦しんでいるわけで、「感謝しなさい」といわれればいわれるほど、できない自分を責め、苦しくなります。

ここで満月理論を思い出してください。

「親に感謝しなさい」と言われて「感謝しなければ」と頑張っている状態は、三日月を一生懸命に満月にしようとしていることに過ぎません。

もともと人間はみんな満月なのに、これでは逆に「三日月＝何かが欠けている存在」であると認めていることになります。

つまり、あり得ないことをしているから苦しんでいるのです。

坂本さんの場合、信仰を捨てたことで、両親が相次いで事故死したのではないかと、自責の念が消えずにいました。

でも「完璧愛ポスト」をやることによって、信仰は1つの手段に過ぎないこと、そこには、お母様による坂本さんに「よくなってほしい」という切なる願いがあっただけだということに気がつきました。

このことがきっかけとなり、霧が晴れるかのように自分を責める気持ちが消え、不安も消えて明るい未来が見えはじめました。

本人の変化に気がつくと、家族も変わります。

坂本さんの場合も例外ではなく、奥様もご主人の変化に驚いて、一緒にYSメソッドを受けてくれました。

YSメソッドは、うつで悩むご本人だけでなく、家族も一緒にやることで相乗効果が出ます。

今では奥様も、「これしかない！」と、坂本さんと同じ認識を持ってくれているそうです。

坂本さんは2人の息子さんのことでも悩まれていましたが、こうして今、父親、母親が一緒に変わることによって、必ずや息子さんにもいい変化が出てくると思います。

息子さんの将来も、きっと明るいものになっていくでしょう。

ケース
7

「死にたい」気持ちの根底にあった親子関係

（岡野沙弥さん・仮名／28歳）

私が無力さを感じたきっかけは、友人の死でした。精神科に通っていた友人をずっと励まし続けていましたが、自殺してしまったのです。

それ以来、仕事も手につかなくなり、自分のしていることすべてが間違っているような感覚で、苦しい日々が続きました。運転中に記憶が飛んで車をぶつけたり、眠れなくなったり、食欲も落ちてきて……ついに出勤できなくなりました。

ある方の紹介でＹＳこころのクリニックを知りました。治療をはじめた最初の頃は、ワークをすると自己否定感と死にたい思いが出てきて、何度もやめたくなりました。でもそのなかで、今まで感情を抑圧し、自分を責めて解決してきた心のクセに気づきました。

小さい頃からあった分離感、寂しい思い。だから「１人で頑張って生きていかなくては」と思っていました。人に迷惑をかけるなど、ありえない行為でしたが、うつになり、人に頼るしかなくなりました。

受診しているうちに体調はよくなり、うつは寛解しましたが、どうしても死にたい、消えたい、存在してはいけないという思いが湧いてきます。好転反応だと思いながらも苦しんでいました。その原因が何かとたびたび尋ねられていましたが、見当がつきませんでした。

そんなあるとき、心のなかに1枚の写真が浮かんできました。それは、父から性的虐待を受け、怯《おび》えている幼少の頃の写真でした。最初は妄想かと思いましたが、鈍っていた感情がよみがえり、事実だと感じました。

物心ついたときから「生まれてこなければよかった」と思っていたこと、自分のことを汚いと感じていたこと、両親に心を開くことができなかったこと、男性に嫌悪感があったこと、女性らしくあることを否定してきたことなど、自分でも理由がわからなかったことにすべて合点がいき、パズルの最後のピースがはまった感覚でした。これが根本原因だったのかと、恐ろしいほど納得しました。このことがわかったとき、死んだほうがマシだと、死にたいという思いが強くなりました。

その後も、心のゴミが出ることばかりで苦しい毎日でした。両親や家族に怒りが出た半面、YSメソッドのカリキュラムやワークを続けると、そのおかげで今があるのではないかととらえ方が少し変わったものの、父に対する嫌悪は変わりませんでした。体もだるく、1日のほとんどを寝て過ごすようになりました。

それでも必死で宿題であるワークを続けました。あるとき、心の大きくて深い穴に、周囲の方からのたくさんの愛情や優しさ、幸せが注ぎ込まれるような図が浮かびました。家にいることが苦痛だったからこそ、それだけ、周囲の人の愛情に包まれてきたことに気がつきました。人の優しさ、たくさんの幸せを得ていたことにも気がつきました。そして、そのことこそが喜びだったとわかったのです。

私にとってうつ病が一番の応援者で、一番の幸せをプレゼントしてくれていたことに気がつきました。その瞬間、「お父さん、ありがとう」という言葉が出てきました。父はそこまでして私を幸せにしてくれたんだと思い、父の愛に気づきました。

そして、父へのうらみが消えました。

ずっと自分が汚い存在だと思ってきましたが、両親からの愛がいっぱいのきれいな存在だとはじめて思えました。私は愛でできていて、これからも生きていなければいけないと思いました。ただ何気ない毎日が幸せにあふれ、光り輝いていることに気づきました。

ワークをしたあとから、体の力が抜け、体がバラバラになったような感覚になりました。これまでずっと体の力を抜くことができませんでした。必死に秘密を守ってきたのだと思います。やっとその必要がなくなり、私は解放されました。

その直後、今の主人と出会いました。それ以前は男性と関わると嫌な思いをすることばかりで、婚活をしてもうまくいきませんでしたが、自然な流れで結婚し、幸せな毎日を送っています。

まさか自分がこんなふうに変化するなんて思いもしませんでした。ＹＳメソッドに出会わなければ、私は今、生きてここにはいないと思います。そうなったら、両親も一生苦しみ続けたでしょう。

うつ病になってからの、あの苦しかった時間の一つひとつがいろいろなことを教えてくれて、財産になりました。そして私が生きて、幸せな人生を歩むことで、亡くなった友人の命も生かされていく、そんな気がしています。

あきらめずに向き合ってくれた先生方、産んでくれた両親に今は感謝の気持ちでいっぱいです。本当にありがとうございました。

ポスト

愛の行動リスト

愛の行動リスト	優先順位
・亡くなった友人の分まで、幸せに生きる。	1
・周囲の人たちに恩を返していく。	3
・笑顔で過ごす。	2

今何をするべきかを書き出します。書き終わったら優先順位をつけ、優先度が高い順に実行に移していきましょう。

（例）夫婦の会話を増やす…優先順位１
今度の休日に子どもと遊ぶ…優先順位２
両親に電話して感謝の気持ちを伝える…優先順位３

出来事や変化

・友人の死をきっかけにうつになった。

解消したいテーマを１つ、簡潔に書きましょう。
（例）うつになった

これでよかった

・今まで我慢していた
「心のゴミ」を出すことができた。
・自己肯定感を感じられるようになった。
・周囲の人たちの愛情に気づけた。
・苦しんだ分、多くの優しさを感じることができた。
・何気ない毎日に幸せがあるとわかった。
・自分をこの世に産んでくれた両親に感謝できた。
・男性への嫌悪感がなくなり、結婚相手に出会えた。

落ち着いた状態で、心の中で「完璧、完璧…」と唱えながら、出来事や変化に対しよかったと思うことを書き出しましょう（できるだけたくさん書くのがポイント）。

（例）人の気持ちがわかるようになった

【解説】心のフィルムが書き換えられると現象も変わる

最後の症例はとても重いテーマなのですが、心の問題としてもっともつらいテーマでもあり、家族はもちろん、友人にも、誰にも相談できず悩み、自分を責め、うつ症状に苦しんでいる人が世の中には大勢いるのではないかと思い、ご本人の許可を得て紹介しました。岡野さん自身も、体験談を紹介することで、同じような悩みを持っている人のお役に立つことがあればという気持ちで話してくれました。

あまりにも思い出したくない過去の出来事の場合、この岡野さんのように記憶にフタをして、なかったことにしてしまうことがあります。というよりも、フタをしている意識すらありません。ですから、本人もまったく自覚がないのです。

でも、忘れているからいいというものではなく、潜在意識の深いところでは忘れていないので、自分でも理由がわからず「死にたい」という願望がずっと消えずにあったのです。

岡野さんは、友人を亡くしたとき「何をどうやっても、人は死ぬんだな」と思ってしまったそうです。その友人は精神科にも通い、薬を飲んで治療もしていた。岡野さんだけでなく、周囲の人もなんとか助けたいと気にかけたり、手を尽くしてケアをしていたにもかかわらず亡くなってしまった。その無力感が、岡野さん自身までもうつにしてしまいました。

岡野さんが元気になられてから話してくれたことなのですが、友人が亡くなったことによって、「病院に行って薬を飲んでも、入院をしても治らないのだ」と実感していたので、岡野さん自身がうつになったとき、薬でなんとかしようとは思わなかったのだそうです。YSメソッドを紹介してもらったときも、最初は半信半疑だったそうですが、薬を使わずに治すことを知り、「これに懸《か》けてみよう」と思えたのだそうです。そういった意味で、亡くなった友人に助けられたという感謝の思いを強く持つことができました。

岡野さんはカウンセリングとともにワークを続けていくうちに、記憶のなかの1枚の写真が出てきたといっています。

佐藤先生は、人間の心をスクリーンとフィルムにたとえて説明しています。どういうことか説明しましょう。

人間の心には、フィルムのようなものがあります。フィルムにはストーリーが詰まっていて、結末も含んでいます。そこに光を当て、スクリーンに映すと、映像となって見えます。この映像が、現実に起こる「現象」です。フィルムは心そのものであり、過去の記憶も入っています。岡野さんはワークを続けていくうちに、忘れていた心のフィルムのなかから、過去の記憶が現象としてスクリーンに映し出されてしまった。いわば、記憶のフラッシュバックが起こったのです。

通常のカウンセリングでは、「思い出さないほうがいい」といわれるかもしれません。薬でごまかしたり、「嫌な記憶は忘れたほうがいいですよ」とアドバイスされたりすることもあるでしょう。

でもYSメソッドでは、根本原因がわかると同時に、必ず解決へとつながるため、「思い出したほうがいい」といいます。実際、岡野さん本人がいくら忘れていても、根本的な解決になっていなかったのは明らかです。それが、本人すら理由がわからなかった自殺願望として出ていたのです。

YSメソッドで、決して変えられないと思っていた過去は自由に変えられます。

「完璧愛ポスト」で、過去の記憶が「これでよかった」ことになります。

過去が変わるということは、心のフィルムごと変わってしまうのと同じです。フィルムが変わるから、スクリーンに映し出される映像も変わる、過去にあった現象も変わる、だから現在が変わり、未来が変わる。根本的な解決につながるのです。

岡野さんはそれまで、男性に対する嫌悪感から、おつきあいをしてもうまくいかないことばかりだったそうです。ご本人にも、なぜここまで男性に嫌悪感を抱くのかわからなかった。そして自分が女性らしくいることも認めたくなかった。その原因がわかったのです。

岡野さんの例に限らず、自分本来の性（男性、女性）を謳歌できない人は多いのですが、どこか自分でも気がついていないところで、根本的な原因が隠れていることがあります。

余談ですが、今不妊のカップルが増えているのは、男性が男性という性を、女性が女性という性を認め、謳歌していない、本当の意味で愛し合っていないからではないでしょうか。YSメソッドでカウンセリングしたご夫婦が、次から次へと妊娠していくのも、こういった理由があるのではないかと思います。

話を戻して、岡野さんも、女性らしくしてもいい、むしろ女性であることを謳歌していいと思ったとき、ぴったりの男性があらわれました。そして、その男性と結婚しました。

結婚式ではお父様と一緒に、清々《すがすが》しい気持ちでバージンロードを歩くことができたそうです。今の岡野さんは、あれほど「死にたい」といっていた人と同じ人とは思えません。信じられないほど明るく素敵な女性です。これから先、ますます幸せな人生を歩んでいくことは間違いありません。

4章

すべての悩みが一瞬で消える「考え方」

「完璧な自分」に気づくだけでいい

「答え」からはじまるから「問題」がなくなる

3章の体験談を読んで、どう思われましたか。

うつ病で命を絶とうとまで考えている患者さんたちが、とても短い期間で元気になり、死にたいほど悩んでいたことが消えてしまった実話を読んで、半信半疑でいる方も多いと思います。

でもこれはまぎれもない事実です。誇張しているわけでもなく、すごい人では本当にあるとき突然、一瞬で悩みが消え、うつが寛解してしまうこともあります。

そのベースとなる考え方が何度もお話ししている「満月理論」です。

繰り返しになりますが、満月理論とは、もともと欠けている三日月などない、本当はどの人ももともと満月であり、まんまる、完璧であるということです。大切なのでもう一度いいますが、「誰でも満月であると思おう」とするのではありません。「そう思おう」とする時点で、「そう思っていない」証拠になってしまうからです。

三日月を見て、「月は丸くない」と思う人がいないように、最初から「みんな満月」という

「前提」で考えること、それが大切です。最初はある程度意識しないと難しいかもしれませんが、やがて無意識に満月にしか思えなくなってきます。

三日月を満月に変えるのではなく、もともと満月。そうすると嫌な人も嫌な人ではなくなります。

ここで質問です。あなたが嫌だと思っている人と、大好きな愛すべき人がいたとします。では嫌な人は三日月で、愛すべき人は満月なのでしょうか。

違いますよね。2人とも満月です。

どんな相手も満月という前提で接すると、あなたのふるまい（顔つき、態度、話）が変わってきます。もしも相手を三日月のような足りない存在と認識し、「100点満点で10点しかない！」と思って接すると、自然と「なんで残りの90点を出さないんだ！」というふるまいになります。そうではなく、「あなたはもう100点です、100点満点ですよ」というふうに接するのです。そのように相手に信頼を置いて接すると、相手もどんどん変わってきます。

「他人は変えられない」とよくいいますし、私自身もそう思ってきましたが、満月として接することで、他人を簡単に変えることができるのです。しかも、あなた自身のふるまいでいい方向に変わるので、接する人の数だけ練習することができます。

ここまでくると、それまでうまくいかなかった人ともうまくいくようになります。嫌な人と愛すべき人は同時に存在できなくなります。つまり、嫌な人も愛すべき人も一緒、みんな同じ満月ですから、嫌な人が消えてしまうというわけです。自分のまわりから、嫌な人がいなくなってしまうのです。

ここに問題集があります。答えを先に見てしまったら、問題は問題ではなくなりますね。つまり、答えがわかると問題はなくなってしまいます。

満月理論はそれと同じです。「人はみんな満月、完璧」という答えを知っていると、問題（あなたが三日月だと思っていること＝悩み）がなくなります。

どんなトラブルやアクシンデントがあっても、どんな問題が起こっても、どんな病気であっても、「満月である」という答えを知っているあなたは、答えから問題を見ているのと同じです。どうすればいいのか、どうふるまえばいいのかがわかるので、トラブルがトラブルではなくなります。ゴールからスタート地点を見ているのと同じなのです。

この仕組みに気づくと、不安や心配もなくなります。今まで悩んでいたことはなんだったんだ、とさえ思えるようになります。

やることなすことがすべてうまく回り出すのです。

変化の速さやプロセスは人それぞれ

うつ病で悩んでいる人や気分が落ち込みがちな人にとって、ポジティブにならなければならないと思い込むこと、前向きで明るく考えようとすることほどつらいことはないのではないでしょうか。

「満月理論」で物事をとらえるようにすれば、自然に無理なく気持ちが前向きに変わっていきます。「前向きにとらえよう」と思う必要はないのです。たとえるなら、それまでは雨の日はそれだけで気分が憂鬱《ゆううつ》だったのが、雨の日は心が落ち着く、と思えるようになるイメージでしょうか。

満月でとらえるようにしようと頑張る必要はありません。むしろ、頑張ってしまうのは、そう思っていないことの裏返しになります。まずは、できるところから少しずつワークを進めていきましょう。

劇的な変化を遂げることが多いＹＳメソッドですが、改善するスピードや変化の仕方は人それぞれです。

「せっかく満月理論がわかり、『本当の自分』に気づいて、人間関係にいい変化が起こってきたのに、やっぱり以前と同じようなネガティブな思いが出てきてしまう」

「前向きになろうと思わなくても、感謝をする気持ちが自然にあふれ出てきていたのに、ちょっと嫌なことがあると、すぐムッとしてしまう自分がいる」

本当の自分に気づいたという自覚のある人でさえ、このようなことをいわれることがあります。

でも、心配する必要はありません。

一直線にすべてよくなる人もいれば、また嫌な自分が見え隠れしてしまう人もいます。それは、その人の「心のクセ」が抜け切れていないからであり、極めて正常な反応です。

心のクセとは、これまでお話ししてきたような過去の記憶によってどうしても「思ってしまう」潜在意識の部分です。

これまで何十年とつきあってきた自分の考え方、もののとらえ方、心のクセが、何かの拍子にクセとして出てきてしまい、体や脳にあらわれてくることは珍しくありません。

でも考えてみてください。

小さく上下しながらも上がっている

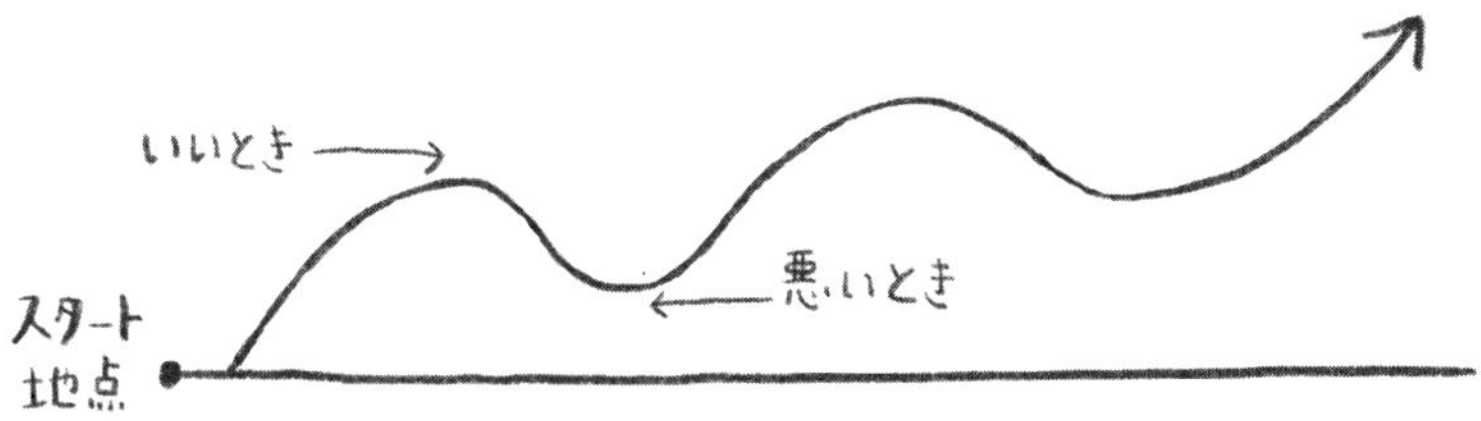

ときどき下がることはあっても、全体的には着実に上がっている。

何かの拍子に心のクセが出てしまい、元に戻ったように見えても、一度本当の自分に気づくことができていれば、全体像としてみれば、だんだんよくなっていることに変わりはありません。必ずしも一直線の右肩上がりではないかもしれませんが、ときどきは元に戻りつつも、確実に右肩上がりになっているはずです。

YSメソッドで変わった人たちに、「以前の自分に戻りたいですか？」と聞くと、みなさん口をそろえて「いいえ」といいます。ときには以前の心のクセが出てしまうこともあるけれど、確実によくなっていることが実感できているからです。

何よりも、自分で確実に変わっている自分を認めることが大切です。

そして心のクセを取り除くためには、行動を継続することです。言葉に出し、文字で書いて、声に出してみましょう。ワークはそのためのツールなのです。

うつは「うつになった人」だけの問題ではない

この本では、うつの人のためにさまざまなワークなどを紹介してきました。

ただ、問題は「うつ」の人だけにあるのではありません。

私も治療を通して日々実感していますが、うつは本人だけの問題ではなく、家族や職場など、周囲の人にも原因があることがほとんどです。

「うつになったのは、本人の性格によるもの」と考えている方は多いかもしれません。でも、そこには育った環境や親との関係など、過去の記憶が深く関わっていることは、これまで繰り返し述べてきた通りです。

それに加えて職場での人間関係などの環境要因によって、うつが発症することはよくあります。

職場でいえば、パワハラ（パワーハラスメント）などはその典型的な例でしょう。

職場での権力者が、部下を自分の思い通りに従わせる――これがパワハラです。最近も、上司によるパワハラによる自殺などがあちこちで問題になっています。でも、これだけ注目をされていても、一向に改善される様子はありません。

いくら制度を変えても、人間の心のどこかに、「自分より弱い相手を自分の思い通りにしたい」「力でねじ伏せたい」という気持ちがある限り、変えていくのは難しいでしょう。

パワハラをされる側に立ってみましょう。

誰かの思い通りにされると、どうしても自分の気持ちとの矛盾が生じます。すると本当の力が発揮できなくなります。真面目な人であればあるほど、権力者である上司を信じて、その要求に応えられない自分を必要以上に責めてうつになるのです。

逆に上司をうらむ方向に行くと、反発が起きます。ただ、権力者に対しては、面と向かって反発することができませんから、自分の心のなかで起こった、相手に対する反発と闘うことになります。

例えば、そこで反発して職場をやめてしまうと、

「やっぱり自分は仕事ができない」

「勤め続けることができない」

と結局自分を責めてしまう悪循環に陥っていきます。

歴史を振り返ってみても何1つ変わっていないことがわかります。「パワハラ」という言葉はなかったにせよ、人類の歴史上、ずっとケンカが強い人が英雄でした。それが現代の資本主義社会では、お金を持っている人、社会的地位の高い人に変わっただけのことです。

「こうあるべき」という思いが相手を追い込む

子育てについても同じです。

上司が部下を思い通りにさせるのと同じように、親も子どもに対して、「こうあるべき」という思いで追い込んでいるのです。むしろ「しつけ」という建前や、「愛情」という隠れ蓑《みの》がある分、親子の場合のほうが問題は根深いかもしれません。

子育てに関して、厳しいか甘いかが問題視されることがありますが、実はそれは問題ではありません。

ここでもう一度、満月理論を思い出してください。

大切なのは、「お前にはこれだけしか能力がない」と三日月と見るか、「お前にはこれだけ能力があるんだよ」と100点満点の満月と見るかです。

子どもに対して100点満点、まんまるの満月として接するということが前提としてあれば、叱る場面であれ、ほめる場面であれ、関係ないのです。叱られてもほめられても子どもにはしっかり愛情が伝わります。

「ほめて育てる」ことをよしとすることが多いですが、なんでもかんでもほめればいいというわけではありません。

ほめることの前提が「子どもは三日月」になっていませんか？　子どもの欠けている部分、足りない部分を補おうと、なんとかほめて、満月にしてあげようという思いがあるのなら、ほめることの意味はなくなってしまいます。

繰り返しになりますが、前提が「100点満点の満月」であれば、ほめようが叱ろうが、どちらでもいいのです。ほめて育てるか、叱って育てるかの二者択一ではなく、満月理論ではどちらも根本は同じ。子どもが「すでに自分は100点満点なんだ」と気づき、自尊心が満たされれば、放っておいても能力が開花していきます。

これを出会う人すべてに対してやっていけば、本当に人間関係が、世界が変わります。

出会う人に対して、最初から100点満点でスタートするのです。10点の人をなんとか鍛え上げて100点にしてやろうと思うのは、傲慢《ごうまん》です。

仮に、自分のことを10点だと思っていた子どもが、親に鍛えられて100点になったと自分で思ったとします。でもこれは、あくまでも100点にしてくれた親の手柄であって、自分の手柄ではありませんね。ですから本当の意味での自信にはつながらないのです。

不完全を完全にしようとする「かぶせ症候群」

子どもや部下が至らない存在だと思っていると、その「欠けている部分＝三日月」をなんとか満月に近づけよう、近づけようとして、いろいろなものを足していこうとします。

医療の現場でも同じです。患者さんを「三日月」と診断し、一生懸命満月に近づけようといろいろなものを足していきます。薬を足したり、治療をしたり、手術を施したり。もちろんそれらすべてが悪いわけではありませんが、とくにうつ病などの精神疾患に関しては、これが顕著です。

無意識にせよ患者さんを何かが欠けている存在とみなし、「満月っぽく」しようと、次から次へと薬を足していきます。これではよくなるはずがありません。

今までお話ししてきた、三日月を満月に見せようとする行為、これをクリニックでは「かぶせ」と呼んでいます。

さらに、この「かぶせ」が社会に蔓延している状況を、「かぶせ症候群」と名づけています。

「かぶせ」と名づけたのは、相手の気持ちを考えずに、自分の思いや価値観を相手にかぶせようとすることからです。親子関係にしろ、職場の上司と部下にしろ、医療現場の医者と患者にしろ、すべてに共通しています。

「かぶせ症候群」になると、三日月を自分の思う「まんまる」に近づけようとしてしまい、「こうあるべき」だと相手に押しつけます。「もっとこうしなさい」「こうあるべき」と押しつけられたほうは萎縮してしまい、本当の能力を出すことができません。

子どもも部下も、そして患者さんも、ひいては教育現場や国際社会においても、かぶせ症候群は蔓延しています。家庭や職場で、当たり前のように、そして無意識にかぶせ症候群が広まることが、うつ病の大きな原因の1つであると、私は考えています。

でもそれは今までお話ししてきたように、「満月理論」ですべて解決できます。

満月という前提で相手と接すれば、相手の素晴らしさを引き出すことにつながり、必ず本来の能力を発揮してくれるはずです。

うつ病の方は、とくに自分自身を「三日月」だと思い込んでいる傾向が顕著です。親や上司から「こうあるべき」と価値観を押しつけられ続けてきた結果、いつしか自分で自分に「こうあるべき（なのに自分はできない）」と思い込んでしまっているのですね。

そうであるにもかかわらず、まだあなたは、自分を足りない三日月の存在だと思いますか？ また、相手を足りない存在である三日月として接しますか？ 限られた人生、一度きりの人生で、それはとてももったいないことだと思います。

人間は誰しも、もともと満月で、素晴らしい存在です。今すぐにはそう思えなくてもかまいません。もし三日月に見えたとしても、本書をきっかけに、ワークの力を借りながら、意識的に満月を前提としていきましょう。

そうすれば、少しずつでもきっと、元気を取り戻していきます。

うつの人と一緒に、まわりも成長する

うつは悩んでいる本人だけの問題ではないといいましたが、家族など周囲が変わっていく

無理矢理満月にしようとする「かぶせ症候群」

●本当は満月

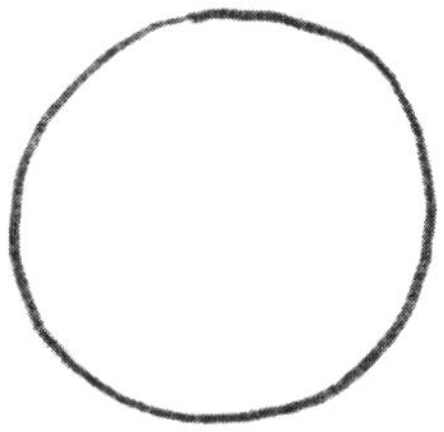

●三日月と思い込む

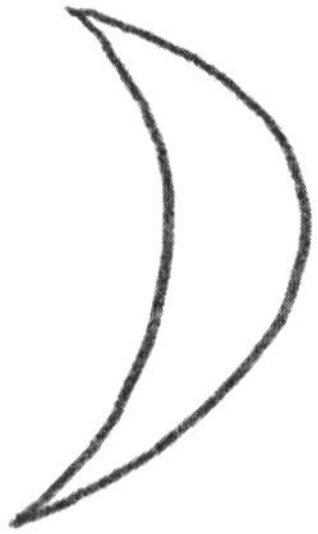

●満月にしようと「こうあるべき」を押しつける

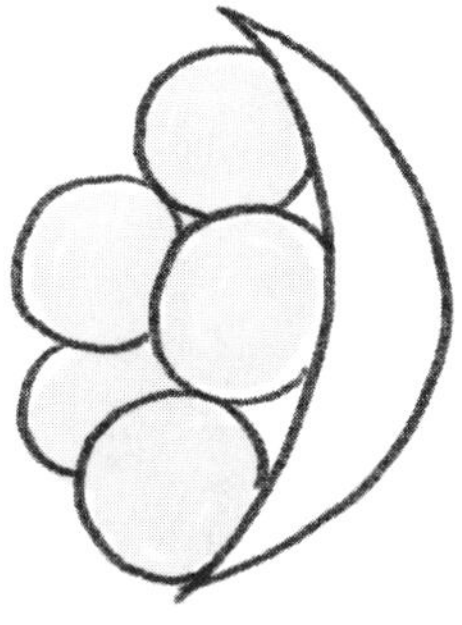

ことで、うつの寛解はより早く訪れます。この本で紹介したワークも、うつで悩んでいる当事者はもちろん、ぜひご家族などまわりの人も一緒に取り組んでいただきたいと思います。そうすれば、1人でおこなうよりも、より大きな変化が起こるでしょう。

クリニックでも可能な限り、ご家族と一緒にやってもらうようにしています。

家族からすれば、どうしても本人になんとか治ってもらいたい、変わってほしいという思いが強くなってしまうのは当然です。

家族からの「早く自立させてあげたい」「職場復帰して、働かせてあげたい」などの思いが強ければ強いほど、うつ病の当事者にとってはプレッシャーになってしまうケースがよく見られます。

ご本人も同じように、「自立したい」「早く働きたい」と思っているのです。でも家族がそれを早く求めたり、家族の期待に応えようと頑張りすぎてしまったりすることがあります。それを防ぐ意味でも、家族や周囲の人と一緒にワークをすることは深い意義があります。

ご家族がいくら愛情を持って本人に接しているつもりでも、どこかで「病気になってしまった」「働けなくなってしまった」という事実から、「治すべきもの」といった目で見てしまうものです。つまりご家族ですら、本人を「三日月」として見ているのです。

そんなときにワークで「これでよかった」ことを書き、「行動リスト」に書いたことを実行する。「美点発見」で、うつになったご本人のいいところを改めて書いていく。すると、ご家族のほうも変わっていきます。

「この子がうつになってしまって、仕事もできず、もうダメだと思っていたけれど、実はこんないいところがあった」

「この子がうつになったおかげで、こんなことがわかった」

といった気づきが出てくるのです。これがうつになった本人を、新たな目でとらえ直すきっかけになります。

例えばお子さんがうつになって悩まれて、この本を手に取ってくださったとしたら、まずは親御さんがワークをやってみてください。そのほうが、結果的に改善は早いのです。

命には、治る力がある

人間には、体の不具合を自動的に修復し、元に戻していく力があります。

振り子を持ち上げた手を放せば、重力によってやがては元の位置に戻ります。川は流れて大きな海に戻ります。それと同じように、命には本来、つくったままの姿に戻ろうとする力があるのです。つくったままの姿とは、健康体です。それが自然治癒力です。

自然治癒力とは、ケガをしたり、熱を出すなど、体の具合が悪くなっても、自然に治してくれる力です。私たちはつい、病院で治療してもらったり薬を飲んだりして治してもらっていると思いがちですが、薬などをはじめとした治療は、人間の自然治癒力を手助けする役目を果たしているに過ぎません。

優れたドクターの手術が成功して、病気が治ったかに見えても、縫合《ほうごう》して傷口がふさがるのは、自然治癒力が働くからです。傷口がふさがらなければ、どんな素晴らしい手術をしても、人間は死んでしまいます。

発熱をするのも、熱を出して体を温め、病原菌の増殖を抑えて元に戻ろうとする自然治癒力のあらわれです。

また、有害なものを口に入れたら、下痢《げり》を起こして体から排除しようとします。とても熱いものに誤って触れてしまったら、反射的に手を引っ込め、やけどしないようにします。これも自分の体を守ろうとする本能的な力です。

自然治癒力は、人間の命の源から出る力です。もし私たちが、この自然治癒力を意図的に働かせ、引き出すことができたら、どんな病も確実に治すことができるのではないでしょうか。

もちろん、体だけでなく「心」も例外ではありません。

心にも自然治癒力はあります。心の病や悩み、苦しみ、トラウマ、問題や不安やストレスもすべて、自分自身の命の元から出るこの力で解消することができます。

体や心が病気の状態というのは、私たちの本来の姿ではありません。本当の自分に気がついたとき、元の健康体に戻ろうとする自然治癒力が強く働きはじめます。

そうであるにもかかわらず、「私は病気だ」「僕は病んでいるんだ」と思い込んでしまうのは、病気を手放そうとしない状態と同じです。これでは、せっかく本来の姿に戻ろうとしているのに、自分で戻れなくさせているようなものです。病気と仲良くしてはいけません。

本当の自分に気づいたら、最短最速で自然治癒力が発動し、きっと本来の健康で豊かな心を持ったあなたに戻ることができます。

うつ病が治るだけではありません。うつ病になったおかげで、あなたの人生そのものも好転させていくことができるのは、本書をここまで読んでくださった方なら、もうおわかりですね。

もともと持っているあなた自身の力で、うつ病を「よかったこと」にしていきましょう。

おわりに――私の「うつが消えるノート」

この本の制作にあたり、ＹＳメソッド開発者の佐藤康行先生には、たくさんのご指導を賜り、厚く御礼申し上げます。

ＹＳメソッドを受け、寛解された患者さん方にも体験談を提供してもらい、ありがとうございました。お陰様で、大変素晴らしい本が完成しました。

毎朝、命の素晴らしさを気づかせてくれる子どもたちに感謝します。

日々、患者さん方に教えてもらい、ＹＳメソッドの深さを改めて、実感しています。

これからは医療従事者、福祉従事者に発信し、多くのクリニック、病院で、ＹＳメソッドが受けられるようになるといいなと思います。

みんながひとつで、みんなが素晴しい「本当の自分」で生きる社会を創りたいです。

理想論っぽいですか？

不完全から完全を見るのでなく、完全から完全を見ていく。

実は、理想論とは真逆の世界なのですよ。

みんな、満月！

それが本当のことであり、出発点だからです。

最後に、私が記入した「完璧愛ポスト」をご紹介して、終わりにいたします。

ありがとうございました。

宮島賢也

ポスト

愛の行動リスト

	優先順位
・ＹＳこころのクリニックで患者さんを笑顔で迎える。	3
・子どもと遊ぶ。	1
・パートナーと愛と感謝の交流をする。	2
・電車のなかで笑顔を送る。	5
・ＹＳメソッドを発信する。	4

今何をするべきかを書き出します。書き終わったら優先順位をつけ、優先度が高い順に実行に移していきましょう。

（例）夫婦の会話を増やす…優先順位１
今度の休日に子どもと遊ぶ…優先順位２
両親に電話して感謝の気持ちを伝える…優先順位３

コピーしてご使用ください。

出来事や変化

・うつになった。

解消したいテーマを１つ、簡潔に書きましょう。
（例）うつになった

これでよかった

・薬を出す医師をやめた。
・病院をやめた。
・既存の家族関係から地球家族になった。
・薬を使わない精神科医になった。
・ＹＳメソッドに出会った。

落ち着いた状態で、心の中で「完璧、完璧…」と唱えながら、出来事や変化に対しよかったと思うことを書き出しましょう（できるだけたくさん書くのがポイント）。

（例）人の気持ちがわかるようになった

<お問合せ>

YS こころのクリニック

〒103-0027　東京都中央区日本橋 3-2-6 岩上ビル 4F
Tel：03-5204-2239　10：00 ～18：00　休診日：日曜・月曜
Fax：03-5204-2241
HP：http://shingaclinic.com/
E-Mail：info@shingaclinic.com

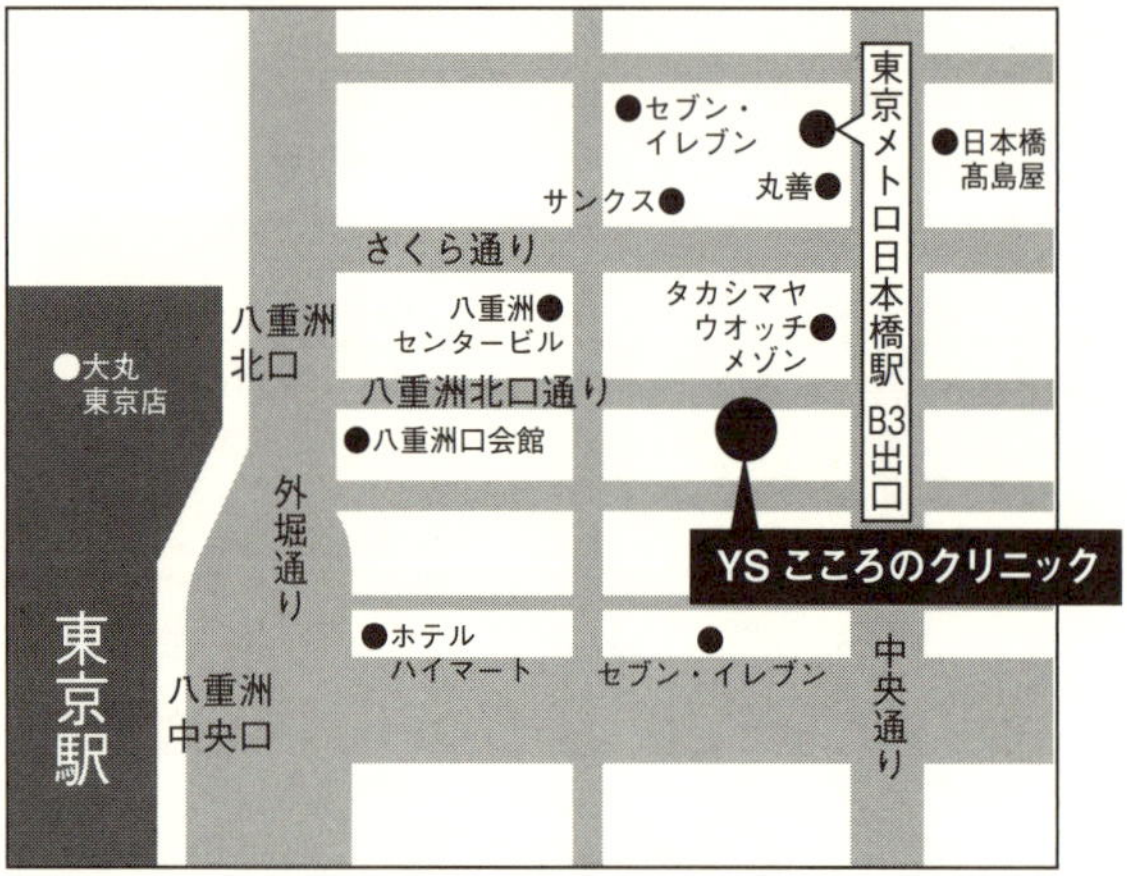

交通：JR 東京駅 八重洲北口出口徒歩 3 分
　　　東京メトロ日本橋駅 B3 出口徒歩 2 分

※福岡でも YS メソッドが受けられます

YS くまざわクリニック
〒810-0001 福岡県福岡市中央区天神 1-7-11 イムズ 7 階
Tel：092-707-1111　休診日：水土の午後、日祝、イムズ休館日（不定期 火）
Fax：092-707-1112
HP：http://ys-kumazawa-clinic.com/
交通：西鉄福岡（天神）駅 徒歩 3 分

著者紹介

宮島賢也〈みやじま けんや〉
薬を使わない精神科医・YSこころのクリニック院長。1973年神奈川県生まれ。防衛医科大学校卒。研修中、意欲がわかず精神科を受診、うつ病の診断を受ける。自身が7年間抗うつ剤を服用した経験から「薬でうつは治らない」と気づき、食生活や人間関係、潜在意識や考え方を変えることの大切さを学び、うつ病を克服する。現在は、うつ病だけでなく、統合失調症などあらゆる精神疾患が寛解する支援を行っている。著書に『自分の「うつ」を治した精神科医の方法』(KAWADE夢新書)、『薬を使わず自分のうつを治した精神科医のうつが消える食事』(アスコム)などがある。

薬《くすり》を使《つか》わない精神科医《せいしんかい》の「うつ」が消《き》えるノート

2018年2月5日　第1刷

著　　者　宮《みや》島《じま》賢《けん》也《や》
発 行 者　小澤源太郎

責任編集　株式会社 プライム涌光
電話　編集部　03(3203)2850

発 行 所　株式会社 青春出版社
東京都新宿区若松町12番1号 〒162-0056
振替番号　00190-7-98602
電話　営業部　03(3207)1916

印　刷　共同印刷　　製　本　大口製本

万一、落丁、乱丁がありました節は、お取りかえします。

ISBN978-4-413-23072-8 C0047